寝たきりでもできる！
死ぬまでボケない
小林式 グーパー体操

順天堂大学医学部教授
小林弘幸

JN193787

光文社

名医のイチ押しエクササイズ

「グーパー体操」の特徴

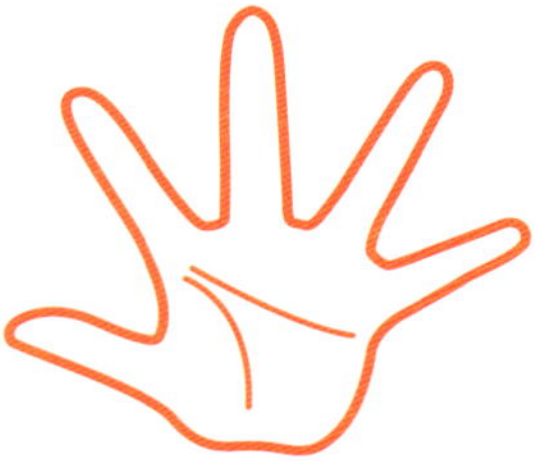

簡単にできる

いつでもどこでも、寝たきりでもできる

何歳でもできる

疲れていてもできる

1分間でも効果がある

長続きする

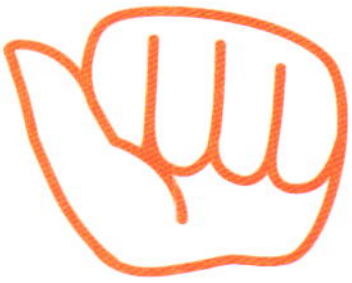

はじめに──

「グーパー体操」は世界一ラクで効果があるエクササイズ

人はどうして病気になるのか──。

私が医師になってから問い続けていることです。

これまでに私は、自律神経と腸の研究者として、本などでスクワットやストレッチを紹介してきました。

それでも長続きしない人がいたり、効果が上がらない人がいます。

シンプルで、健康効果が高くて、どこでもできる運動はないかと考えていました。


グーパー体操。しっかり握った手のひらを大きく開く──。

私は、日常のいたるところで、手を開いたり結んだりを繰り返しています。

最初は、執刀する手術の前に手のこわばりをほぐすために行っていました。

その後、いつの間にか、普段の生活のなかにグーパーを取り入れていたのです。

街で信号待ちをしているときや電車を待っているときに、無意識のうちに繰り返しています。

ある日、グーパーをしながら、ふと、これは収縮と拡張だと気がついたのです。

収縮と拡張は、人が生きていくうえで欠かせない動き。

心臓は小さくなったり、大きくなったりして、全身に血液を送り出しています。

自律神経の働きによって、血管が緊張したり弛緩したりします。

グーパーも人が生きていくために不可欠な動作なのです。


実際、手のひらを握って開いて、グーパーを繰り返しているうちに手のひらが温かくなってきます。

血流が明らかによくなってきたのがわかります。

さらに、疲れて頭がボーっとしているとき……。グーパーをすると、頭がスッキリし疲れも取れてきます。

そこには血管拡張作用などにより健康効果があるのでは——。

実際に、順天堂大学の研究室で行った実験では、左ページのように明確に血流が増加するという結果が得られました。

順天堂大学医学部研究室の実験によるとグーパー体操で指先の血流量増加！

30代男性
レーザースペックル血流画像化装置（moorFLPI）を用いて測定

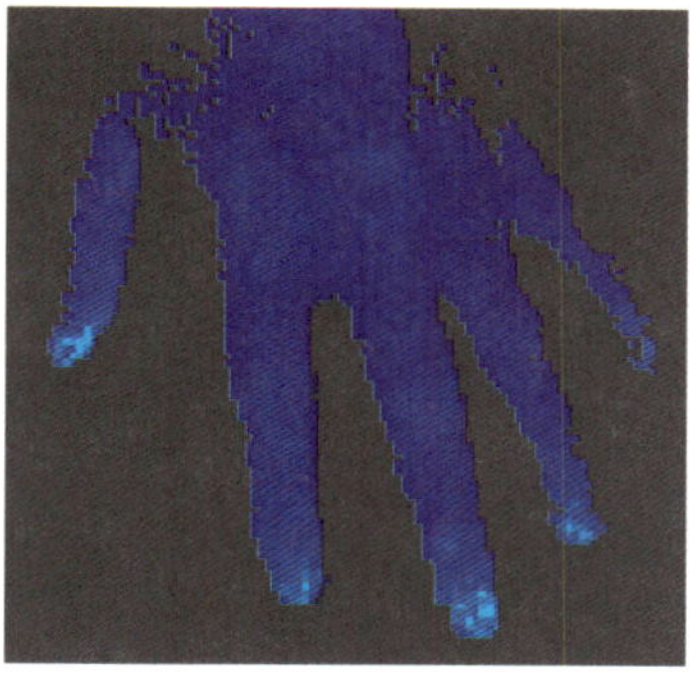

人差し指：102.6（血流量・ml/分・以下同）
中指：122.5
薬指：102.9

グーパー体操
1分間

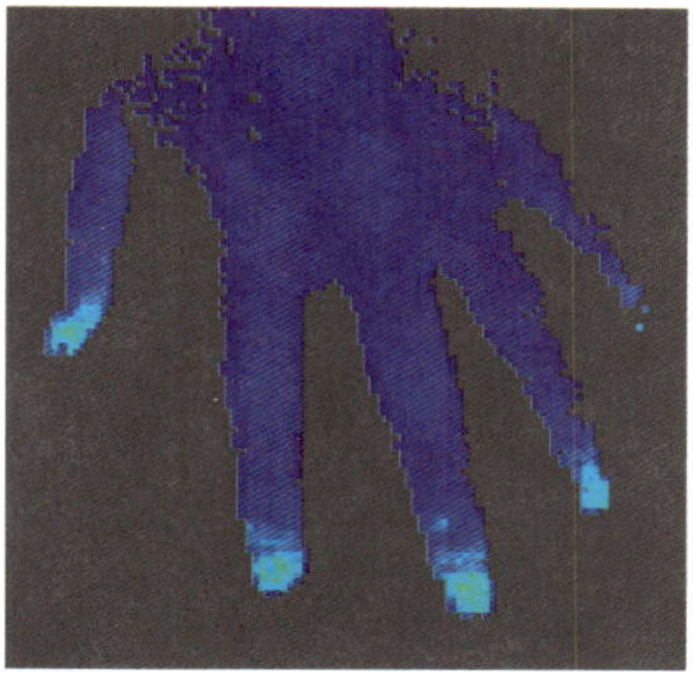

人さし指：125.7
中指：162.2
薬指：143.5

色の薄い部分は血流が大幅に増加したことを示す。グーパーで、毛細血管の血流がよくなり、指先まで新鮮な血液が届いている。

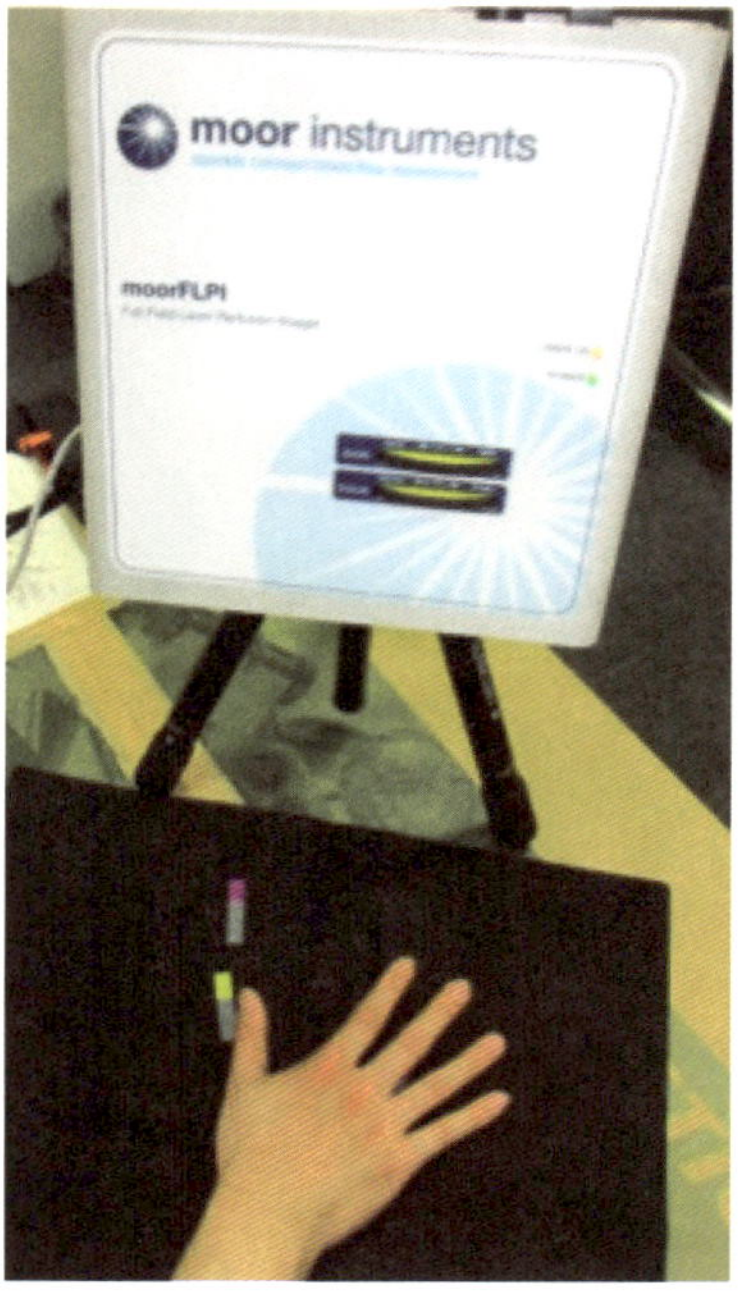

協力／順天堂大学大学院医学研究科・漢方先端臨床医学研究室

西洋医学と漢方医学が融合した最先端の教室、順天堂大学の「漢方先端臨床医学研究室」で調べてみました。検査機器は、リアルタイムで血流の状態を測定できるレーザースペックル式の血流画像化装置。

30代の男性が1分間グーパーを繰り返しただけで、手のひらから指の末端まで血流量の増加が確認できたのです。とくに末端の血流改善効果が顕著で、グーパーをする前と後では、人さし指約80％、中指約75％、薬指約71％も血行がよくなっていることが判明しました。体中の血液の流れにも大きく関わる手の毛細血管の血流増加が、最新機器によって明らかになりました。

さらに研究を進めると、手のひらの重要性がわかってきました。

グーパーで手のひらを刺激することは、体全体を刺激する、つまり健康のスイッチを入れることだということがわかってきました。手のひらの重要性は第5章でも紹介しています。

グーパー体操の特徴は、その手軽さです。難しいテクニックも器具もいりません。

仕事や家事の合間など、どんな場所でもどんな時間でもできます。

子供から高齢者まで誰でもすぐにできます。寝たきりでもOKです。

そして、疲れを感じません。応用編も含めて紹介する体操は、長くても1分程度です。

多少体調が悪くても簡単にできるから長続きが可能です。

健康を維持するためには、自分の健康を常に意識することが大事です。意識づけがあると、たとえば外出したときにエスカレーターではなく階段を使ったり、体にいいものを食べようと気をつけるようになったりします。そんな積み重ねが、病気を寄せつけない体をつくるのです。

グーパー体操をするたびに、健康に対する意識づけもできます。

次に、私が実践しているグーパー体操の効果を紹介しましょう。

「グーパー体操」のすごい健康効果

私が実践しているグーパー体操の効果を紹介しましょう。

血管が若返る！

毛細血管を刺激する、グーパーのポンプ機能によって血管を拡張します。そうすると柔軟性のあるしなやかな血管を取り戻すことが可能に。動脈硬化、不整脈の予防や改善も期待できます。

脳が活性化する！

全身の酸素の約2割を消費する脳。全身の血流が改善すると、新鮮な酸素が行き届き、脳内の老廃物の処理もスムーズに。グーパー体操で手の感覚を鍛えることで、脳の活性を妨げるストレスホルモン「コルチゾール」の分泌を抑制。若々しい脳が維持できるでしょう。

自律神経が整う！

自律神経には、緊張や、やる気を高める交感神経と、心と体をゆるやかにする副交感神経があります。加齢とともに副交感神経の働きが低下し、さまざまな不調を招きますが、グーパー体操による血流改善により、自律神経が高いレベルでバランスを保てます。

寝る前にリラックスして不眠解消！

リズムを一定にしたグーパー体操をすることで副交感神経が優位に働きだすと〝幸せホルモン〟の「セロトニン」が活性化。心と体に安息をもたらします。寝る前のグーパー体操は不眠を解消し、質のよい睡眠が可能になります。

免疫力アップ

手軽にできるグーパー体操の血流改善効果で、腸のぜん動運動が促進し、腸内細菌が整うことで免疫細胞が活性化。免疫力を高めることができます。

筋力がつく

筋肉には血流を促したり、血管をしなやかにさせたりする働きがあります。グーパー体操は何歳になっても筋肉を鍛えることが可能です。筋力がつくことで、骨折、転倒、寝たきりの予防効果が大に。

冷え体質の改善

手と足のグーパーで、上腕とふくらはぎの筋肉が鍛えられ、代謝がアップ。さらに毛細血管が拡張することで血流もよくなり末端の冷えが解消されます。リズミカルなグーパーの動きは自律神経のバランスもよくして、血流だけではなく、冷え体質も改善します。

やや強めにギュッと握ってから、

思い切りパッと開く。

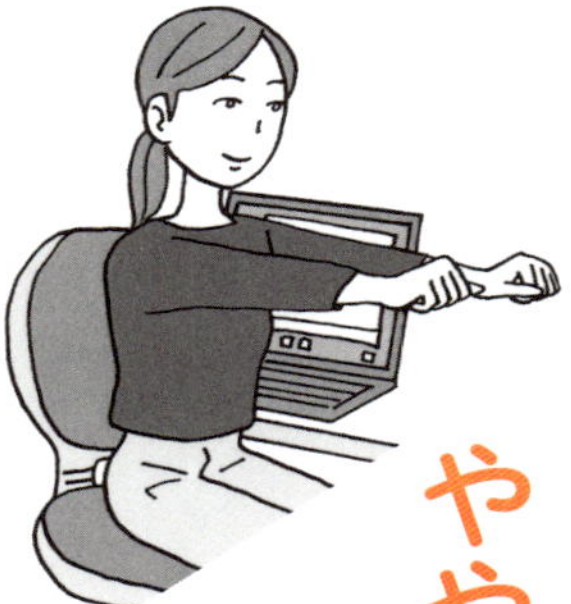

すぐに手がポカポカしてきませんか？

血流がよくなっている証拠です。

どこでもできる「グーパー体操」で

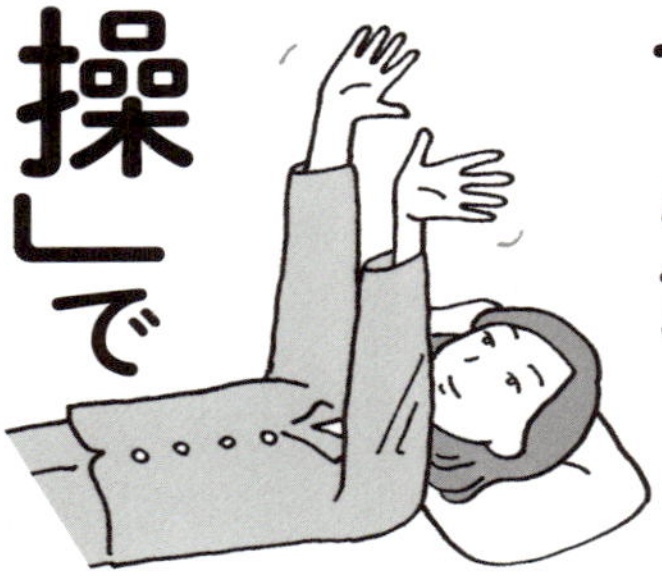

昨日より健康な自分に変わりましょう！

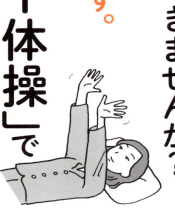

死ぬまでボケない小林式グーパー体操

目次

第3章

運動をプラスして、病気を寄せつけない！

効能つき「実践グーパー体操」応用編

第4章 あわせてやってみよう! グーパーの効果を高める健康法

第1章

昨日より健康な自分になる

グーパーだけで体が変わる

グーパーで血管若返りも！ 血流が改善し、毛細血管を再生する

きっちり握ってグー、両手をしっかり開いてパー、これを10回繰り返したあと、手のひらを見てください。赤みが増して、手全体にふわりとした温かさが感じられるはずです。これは手のひらにある毛細血管に質のいい血液が流れ込んでいるからです。

血管の99%を占めている毛細血管は、「栄養血管」ともいわれ、酸素や栄養を体の隅々まで運び、健康を維持する役割を果たしています。

さらに、毛細血管は、免疫細胞を運ぶ、老廃物を回収する、水分を維持する、体温を維持するなどの、私たちが生きるためには欠かせない役割を担っています。

実は、この毛細血管は加齢とともに減少します。ベルギーのリエージュ大学附属病院が'08年に行った研究によると、60歳以上になると、20代と比べて40%も減少しているという報告もあります。

全身の細胞に届けられていた酸素や栄養が、60歳になると6割しか行き届かなくなって

しまうのです。

毛細血管は、大きな血管を構成している細胞にも栄養を供給しています。大きな血管をつくる細胞は、血管の中を流れる血液から栄養を吸収することはできません。大きな血管に張り巡らされ、巻きついた毛細血管から栄養を受け取るのです。

動脈や静脈などの太い血管が、弾力のある若々しい状態を保つためには、毛細血管の血流がいい状態であることが不可欠なのです。

この本で私がすすめる「グーパー」は、毛細血管を「再生」する運動です。手や足を握って開くことで、毛細血管を刺激し、ポンプのように血液を全身に巡らせます。年齢とともに消滅してしまう毛細血管を「再生」するのです。

とても簡単な運動です。手のひらを動かすだけで、消滅しないで残っている毛細血管の先端ギリギリまで血液が流れ、酸素が送り届けられます。その刺激を受けて、新たな毛細血管が作り出されるのです。

動脈硬化を止める

先に書いたように、グーパーには血流を改善し、毛細血管をよみがえらせる効果があります。そうすると動脈や静脈が若々しい状態を保ち、動脈硬化の進行を遅らせることができる。

手のひらを開いたり閉じたりすることによる〝ポンプ機能〟で血管の拡張効果が得られます。血管の弾力を保ちながら血液が流れやすくなることで、血圧を下げる効果も期待できます。

早朝に血圧が急に上がる、早朝高血圧の方がいます。放っておくと脳梗塞や心筋梗塞のリスクが上がる、恐ろしい疾患ですが、グーパーでそのリスクも抑えられるでしょう。寝る前と寝起きのベッドや布団で横になったまま、基本のグーパー（P36参照）をしてみてください。

脳の血流をアップ！

高齢化に伴い、認知症になる患者さんが急増しています。現在、患者数は460万人を超えていますが、2025年には、高齢者の5人に1人が認知症になるといわれています。

認知症の患者さんのうち、約6割がアルツハイマー型で、2割が血管性認知症です。

最も患者数の多いアルツハイマー型は、アミロイドβ《ベータ》というタンパク質が脳に蓄積することで発症すると考えられています。この蓄積は発症の10〜20年前から始まります。つまり、70代で発症した人は、50代から脳に変化が起き始めて、認知症の症状が出た頃には、かなり進行しているのです。

また血管性認知症は、血管の老化によって起こります。脳の血管が破れたり詰まったりする脳卒中から血流障害が起こり、発症するのです。

残念ながら、認知症は一度発症すると、回復させることがとても難しいもの。しかし、認知症を予防することは、それほど困難ではありません。
それは、日頃から脳の血流を増やす習慣を身につけておくことです。
脳の血流をよくすることで、アミロイドβのような老廃物を排出しやすくなります。また、酸素や栄養が豊富な血液を流すことで血管の老化を防げます。認知症の予防のカギを握るのが血流なのです。

手を使うと脳の血流がアップするといわれています。手や足でグーパーをすることで、全身の血流が改善。脳にしっかり血液を届けることができ、認知症のリスクを低減できます。

グーパーにはそのほか、多数の健康効果があります。

- 冷え解消
- 首こり・肩こり解消
- 便秘解消

- 免疫力アップでがん予防
- 腱しょう炎改善
- 骨粗しょう症予防
- メンタル強化
- 若返り効果
- 腰痛解消
- 不眠解消

2～3章でそれぞれの効果が期待できるグーパー体操を紹介します。さらに4章でそれぞれの不調を解消し、グーパー体操の効果をより高める健康法をお教えしますので、ぜひ実践してみてください。

グーパーで自律神経のバランスが整う

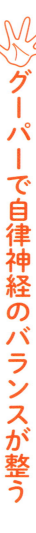

私が長年研究している自律神経は、人間が生きていくうえで大きな役割を果たしています。その自律神経のバランスも加齢とともに、崩れやすくなります。

人の血管をすべてつなげると地球2周半ほどにも及びます。その血管に沿って走っている自律神経は、呼吸や血流、内臓器官をコントロールする神経です。

自律神経は、交感神経と副交感神経に分かれています。車でいえばアクセルが交感神経で、ブレーキが副交感神経。

交感神経が優位になると体はアクティブな状態になり、副交感神経が優位になると、体はリラックスします。

この交感神経と副交感神経の両方が高いレベルで活動していることが理想。それは、自律神経のバランスがとれている状態です。ところが、ストレスや睡眠不足、天候の変化などにより、交感神経と副交感神経のどちらかが強く働きすぎたり、両方の働きが弱くなったりして、自律神経は乱れてしまうのです。

注意してほしいのが、女性は40歳を境に、男性は30歳から、副交感神経の働きがどんどん低下していくことです。以後、10歳ごとに15%ずつ、副交感神経の働きが弱くなっていくのです。そのため、常に交感神経が強く働いている状態になってしまうのです。

グーパーで深い呼吸ができる

この自律神経のバランスが崩れると、全身の血流に大きく影響します。

血管は、交感神経が強く働いているときは収縮し、副交感神経が強く働いているときは拡張します。

ところが、副交感神経の働きが弱まり、交感神経が過剰に優位になると、血管は常に収縮したままの状態になり、血流が滞ってしまうのです。血圧や心拍数が上がり、さまざまな病気を引き起こしやすくなります。

自律神経のバランスを整えるには、グーパーをすることが効果的です。

手のひらには、自律神経を整えるツボが多くあります。手を大きく開くことで、そのツボが刺激されて、副交感神経の働きを高めます。ポイントは、手を開くときは、指がそるぐらい大きく開くこと。5本の指を大きく広げることで、手のひら全体のツボが刺激されます。

また、手を握ることで、交感神経の働きも高くなります。先ほど述べたように、自律神経のバランスは、交感神経と副交感神経の働きがどちらも高いことが理想です。手を開いたり閉じたりを繰り返すことで、自律神経のバランスがどんどん整っていくのです。

また、両肩のあたりで、両手を大きくパーにする（基本の姿勢《P37》）と、自然と胸が大きく開かれ、呼吸が深くなります。深い呼吸をすることで、首の付け根にある「圧受容体」が反応して、副交感神経の働きを高めるのです。

リズミカルなグーパーで幸せホルモンが

さらに、自律神経のバランスは、リズミカルな動きをすることで整う性質があります。これは、規則正しい動きをすると、神経伝達物質で幸せホルモンと呼ばれる「セロトニン」の分泌が活発になるからです。

ゆっくり、リズミカルにグーパーを繰り返す――。それが自律神経のバランスを整え、不調を解消する魔法の動きなのです。

グーパーが筋力をアップさせる

握力は、全身の筋力のバロメーターです。つまり、握力が弱くなることは、全身の筋肉が衰えてきているサインです。

筋肉には毛細血管が広がっています。筋肉が拡張と収縮を繰り返すことで、毛細血管を流れる血液もスムーズになります。つまり、筋肉は毛細血管のポンプ役なのです。

全身の筋力が衰えると、その周囲の毛細血管も激減します。その結果、体中の血流が悪くなり代謝や内臓機能も低下。さまざまな不調を招きます。

実際に、握力は健康のバロメーターだというデータがあります。

厚生労働省の研究班が福岡県の40代以上の２５００人を20年にわたり追跡調査。握力が強いグループ（女性28kg以上、男性47kg以上）は、握力が弱いグループ（女性19kg未満、男性35kg未満）よりも、死亡リスクが４割も低かったことが明らかになりました。

国立長寿医療研究センターが発表した、認知症の発症リスクに関するデータでは、握力が男性で26kg未満、女性で18kg未満の人は、そうでない人に比べると、認知症のリスクが、なんと2.1倍も高かったというのです。

握力を鍛えるためには、グーパーを繰り返すことです。しっかり5本の指を開いて、空気をつかむようにギュッと握る。これを習慣にすることで握力だけでなく、前腕伸筋群が刺激されます。

足のグーパーで下半身が衰える悪循環を断つ

足のグーパー（P38参照）は、第二の心臓といわれる、ふくらはぎの筋肉を大きく伸縮させます。

体を巡っている血液は、重力の関係で、約7割が下半身に集まっています。ふくらはぎの筋肉を弛緩、収縮させることで、下半身にたまった血液を上半身に送り返すことができます。その影響で、全身の血流が改善するのです。

足のグーパーでふくらはぎの筋肉を、しっかり動かすことが重要です。

下半身の筋肉は、20代をピークに、どんどん減少します。なにもしなければ、脚の筋力がたちまち衰え、足腰が弱くなり、運動量も減っていきます。ますます運動不足に陥り、筋力が衰えて寝たきりにまっしぐらという負の連鎖を招きます。

そんな悪循環を断ち切るのが、足のグーパーなのです。

筋肉は年齢に関係なく、増やすことができます。足のグーパーを続けることで、筋力の衰えを防ぎ、強い足腰をつくり上げましょう。

グーパーでストレスに強くなる

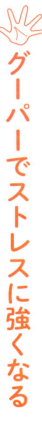

緊張したときに、もっとも効果的なのは、肩の力を抜くよりも、手のひらを広げることです。私も、学会や講演などの前に、手のひらに「人」という字を書いて飲み込むマネをしていましたが、あれは、手のひらを広げることに意味があると考えています。

人は、緊張したりストレスを感じたりしたときは、手をギュッと握ってしまいます。手を握ると、交感神経の働きが強くなり、副交感神経の働きが低下します。

では、緊張するような場面では、手を開きっぱなしにしておけばいいのでしょうか？

答えはノーです。副交感神経が優位になりすぎると、今度は注意力が散漫になり、集中力や決断力に欠けてしまうのです。

プロゴルファーが勝負を決めるパットをするような場面で、クラブから手を離して、手を開いたり、閉じたりしていることがあります。適度な緊張感を保ちつつ、最高のパフォーマンスを発揮する。そのために無意識のうちにグーパーをして、自律神経のバランスを整えているのです。

グーパーはストレスを流す

ストレスは、心身に悪い影響を及ぼします。

ストレスがかかると「コルチゾール」というホルモンが分泌されます。このホルモンが過剰に分泌されると、脳細胞が破壊されることがわかっています。それが認知症やうつ病にも深く関わっていると考えられています。


ストレスにより、自律神経が乱れ、心拍数や血圧、血糖値などが上がることで、血管が傷つき、心疾患や脳疾患が誘発され、突然死につながることも明らかになっています。

ストレスによる免疫力の低下は、がんを悪化させることもわかっています。

ストレスはためずに、受け流すことがポイントです。

ストレスを感じたり、不安なことがあったりしたときのグーパーは、受け流すテクニックの一つです。

グーパー体操の〝効果〟を測定してみました

副交感神経の働きがよくなって、血管の弾力性も上がった！

自律神経のバランスが整う！血流も上昇

女性Aさん（38）のケース

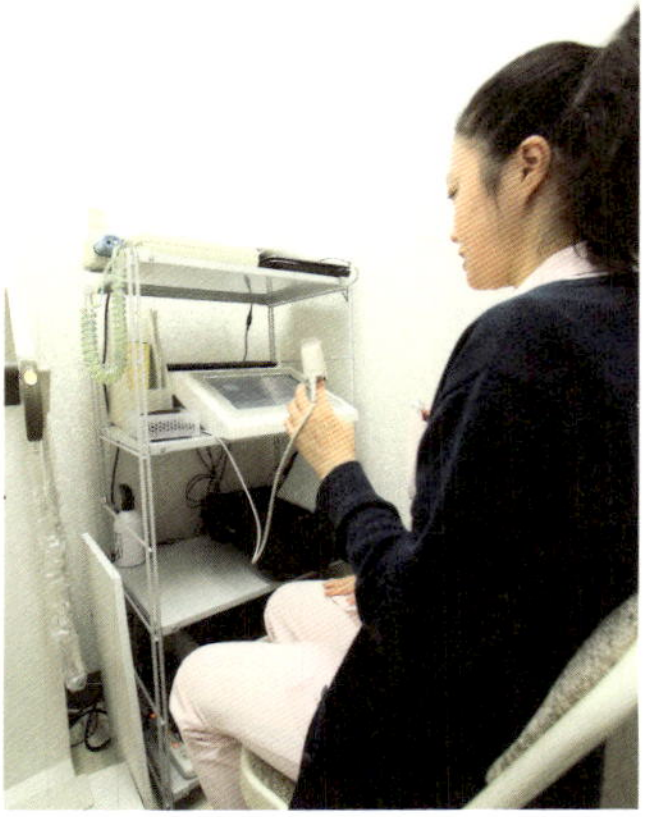

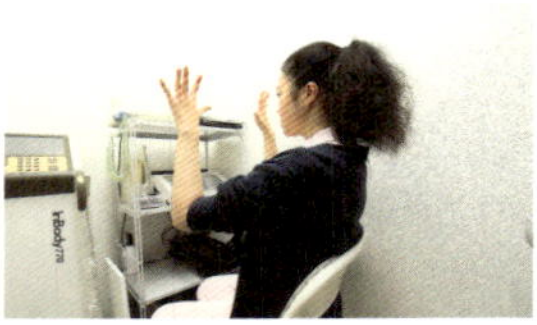

30回の
グーパーで
血流量が増えたAさん。
「手のひらが
温かくなりました」

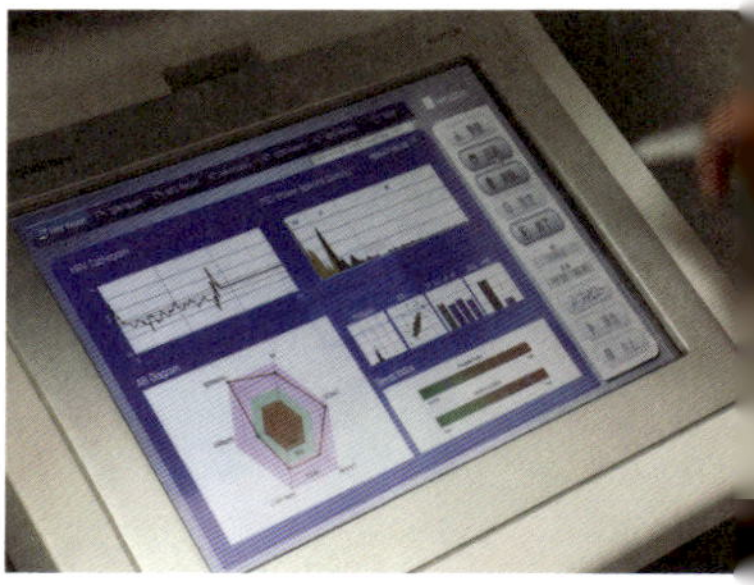

グーパー自律神経実験①

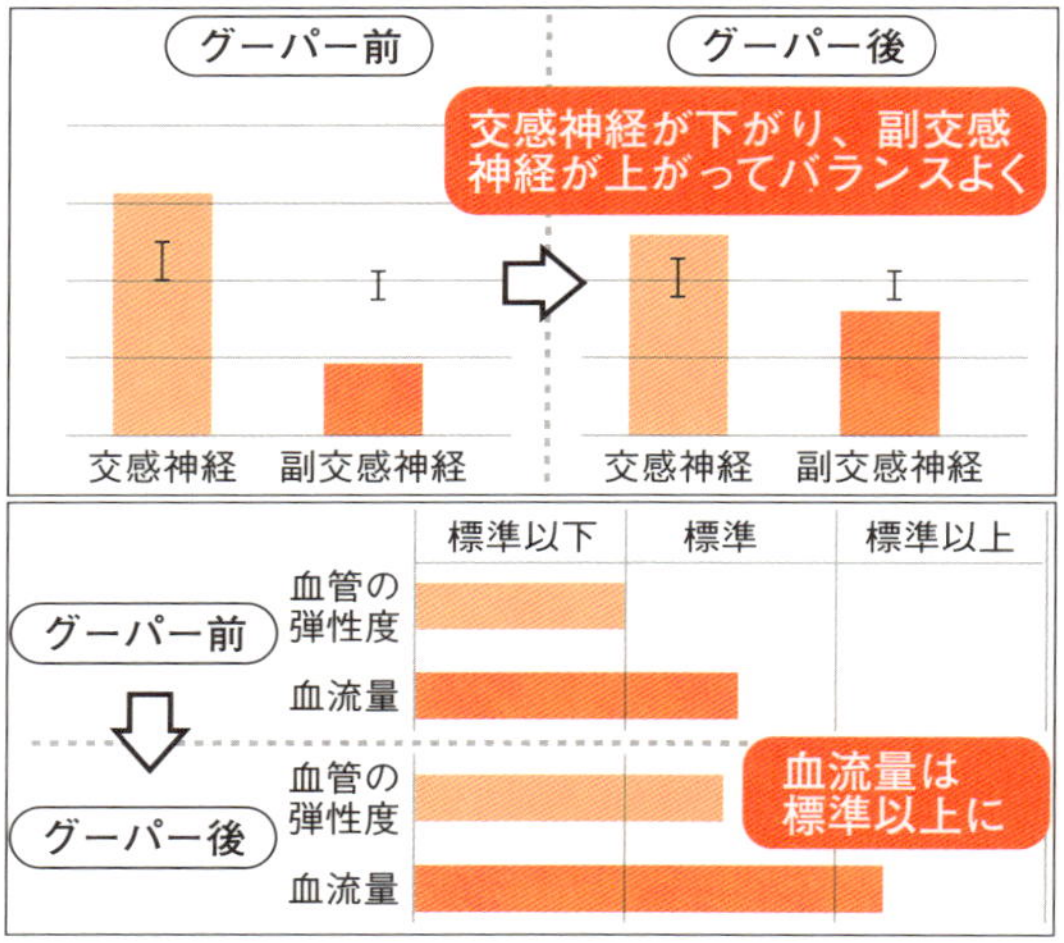

グーパー前
グーパー後
交感神経が下がり、副交感神経が上がってバランスよく
交感神経
副交感神経
交感神経
副交感神経
標準以下
標準
標準以上
グーパー前
血管の弾性度
血流量
グーパー後
血管の弾性度
血流量
血流量は標準以上に

〈小林先生より〉

グーパー前は、交感神経だけが強く働いて、自律神経のバランスが乱れていました。グーパーにより副交感神経の働きが上昇し、バランスは整いました。末梢の血流が大幅に改善されています。

グーパー体操は、動脈硬化の予防も期待できそうです

「血流や代謝、体温など体の働きをコントロールする自律神経。グーパー体操によってどう変化するのか？　『自律神経均衡検査』を行いました。自律神経の状態、末梢血管の血流量など、全般的な健康状態を確認できる次世代vital sign＝HRV（心拍変動）機器を利用。女性2名がグーパーを30回繰り返す前後を検査したところ、自律神経のバランスが整うことが判明しました。またストレス抵抗度や血流が上昇するなどさまざまな健康効果が確認されました。注目すべきは、グーパー体操をすることで副交感神経の働きが上昇したこと。女性で40歳以上、男性で30歳以上から、副交感神経の働きは低下します。グーパー体操は自律神経のバランスを整える効果が期待できます。また、末梢血液循環のデータにおいても、血流量の増加や血管の弾性度の改善がみとめられました。この運動は血管の老化現象である動脈硬化の予防にも期待できそうです」（小林先生）

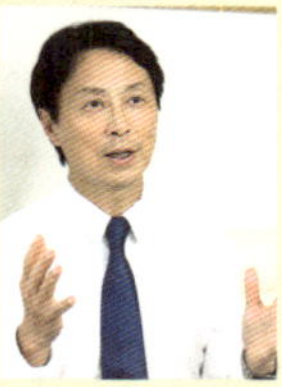

副交感神経の働きが高まる。血管もやわらかく

女性Bさん（27）のケース

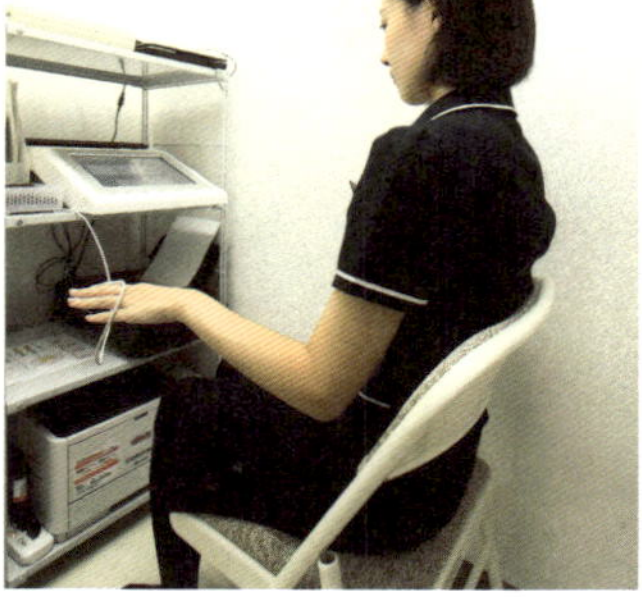

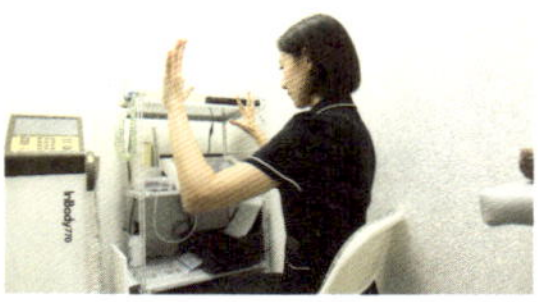

指先まで手を開き、酸素が行き渡っていることを意識する

グーパー自律神経実験②

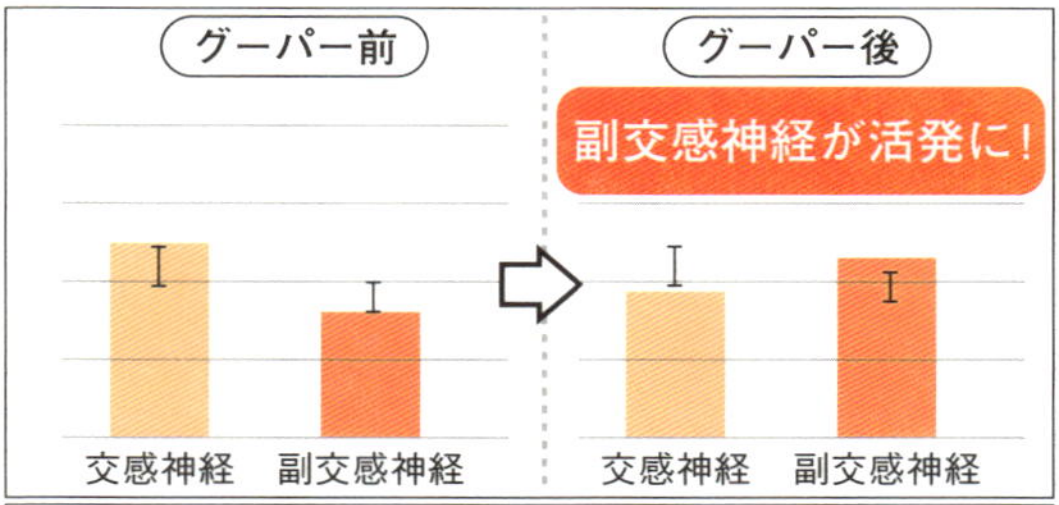

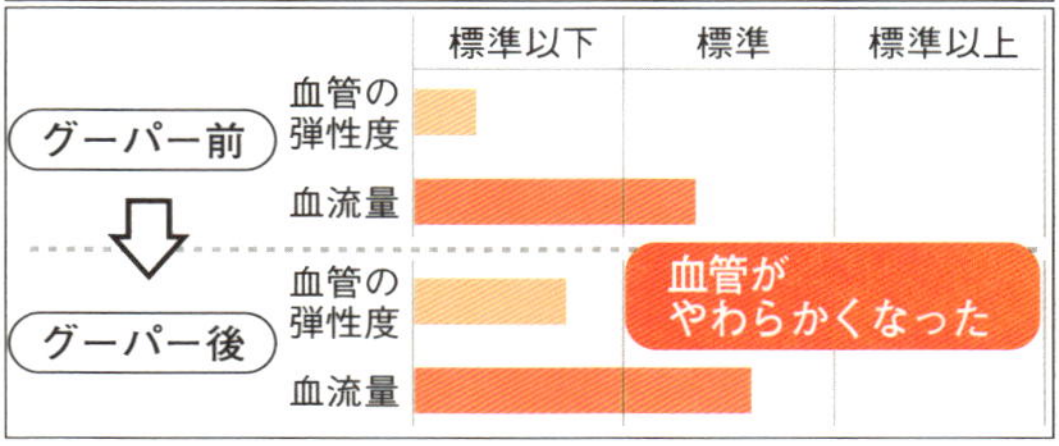

〈小林先生より〉
グーパーをすることで、副交感神経の働きがさらにアップ。末梢の血流がよくなり、血管の弾性度が大幅に上昇。血管がやわらかくなったことが確認されました。

　協力／小林メディカルクリニック東京

ドクター小林の
死ぬまでボケない習慣 1

朝の光を浴びて体内時計を整えよう

朝、目が覚めたら、10秒間、朝日を浴びながら強めのグーパーを繰り返します。太陽の光は交感神経をアップさせるセロトニンの働きを促進させる効果が。すっきり目覚めることができて、交感神経が優位の状態になります。夕方になると体内時計もリセットされ、副交感神経が優位になり、睡眠ホルモン「メラトニン」が多く分泌されます。夜、心地よい眠りに誘ってくれるのです。朝の光は、1日の自律神経のバランスを整えてくれます。朝日の効果をつかみ取るようにグーパーをしましょう。

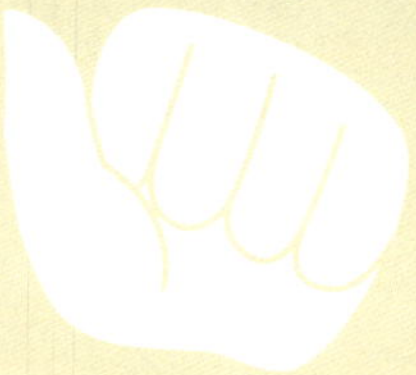

第2章 効能つき「実践グーパー体操」基本編

毎日1分、3日間でクセになる！

血流が改善し、自律神経も
整うグーパー体操。
きっちり握る、しっかり開く——。
ここでは1回1分で効果が出る
グーパー体操の
基本を解説します。
これを毎日やるだけで
さまざまな健康効果が。

グーパー体操 基本形

おもな効能

血流改善、がん・認知症・
高血圧予防など

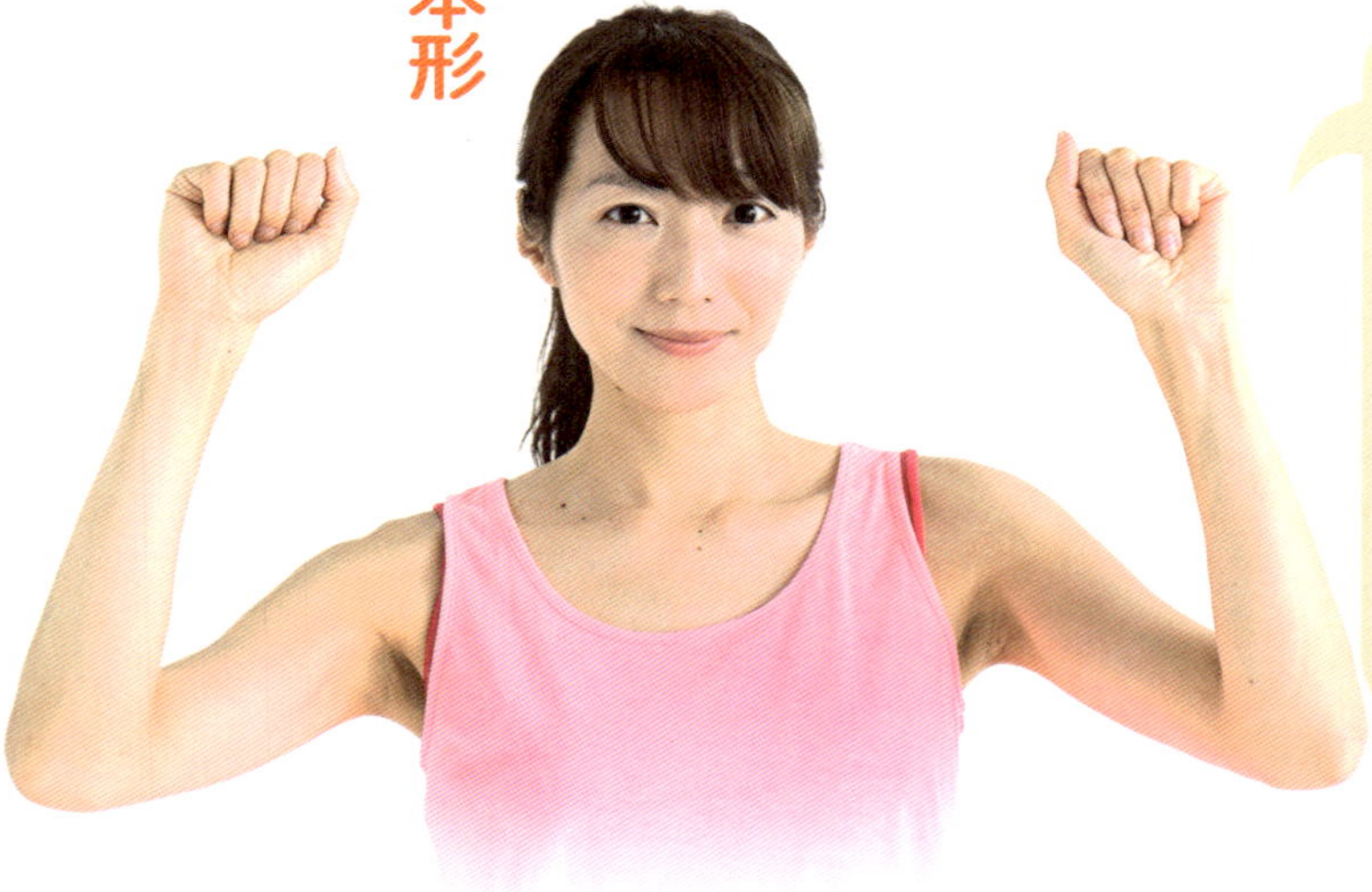

ポイント
肩の力を抜き耳の高さまで手を挙げる。胸を開くことを意識すると、呼吸が深くなり自律神経が整います

親指を出したまま、しっかり指先で、手のひらに刺激を与えるようにギュッと閉じる

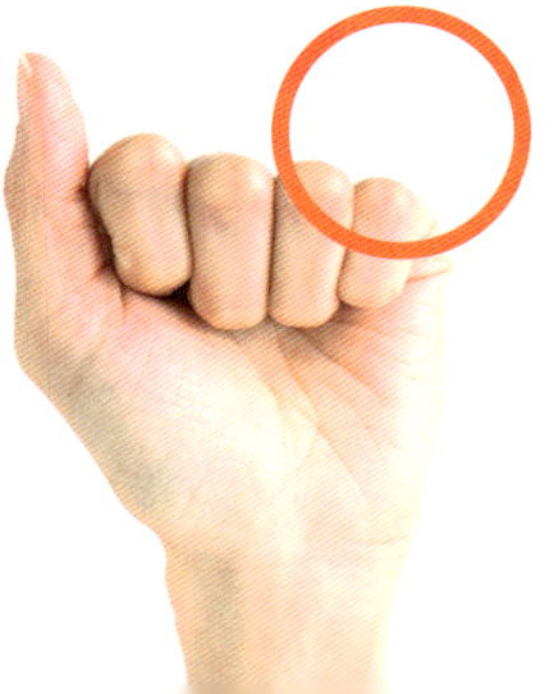

親指を包み込むと、交感神経が働きすぎて自律神経が乱れてしまう

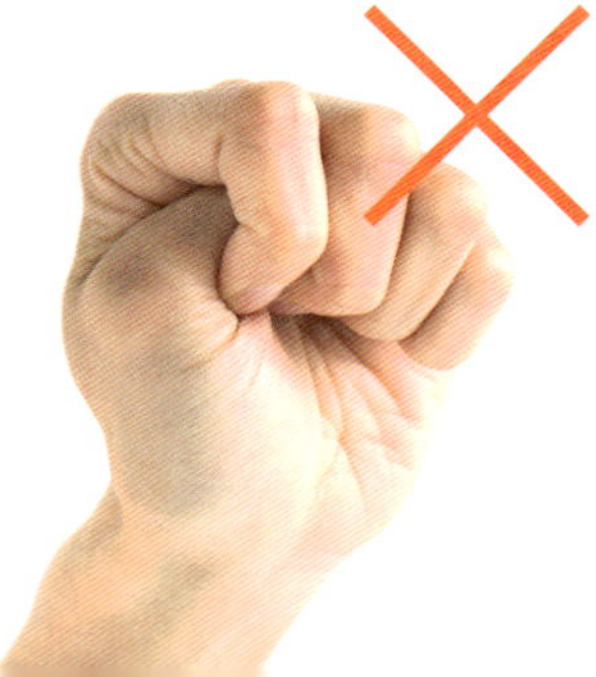

グーのときは痛くならない程度に、手のひらを指先でたたくようにギュッと握ってください。パーのときは、指先をしっかりのばし、指がそるまで大きく開く。手のひらにハリが出るくらいまで広げるのが理想です。人混みでやるときは、目立たないように腕を下げてやってもOK。1分程度、ゆっくりとグーパーをくり返すのが基本。朝の起床後や、夜の就寝前に行うと効果的ですが、気が向いたときに何回やってもOKです。

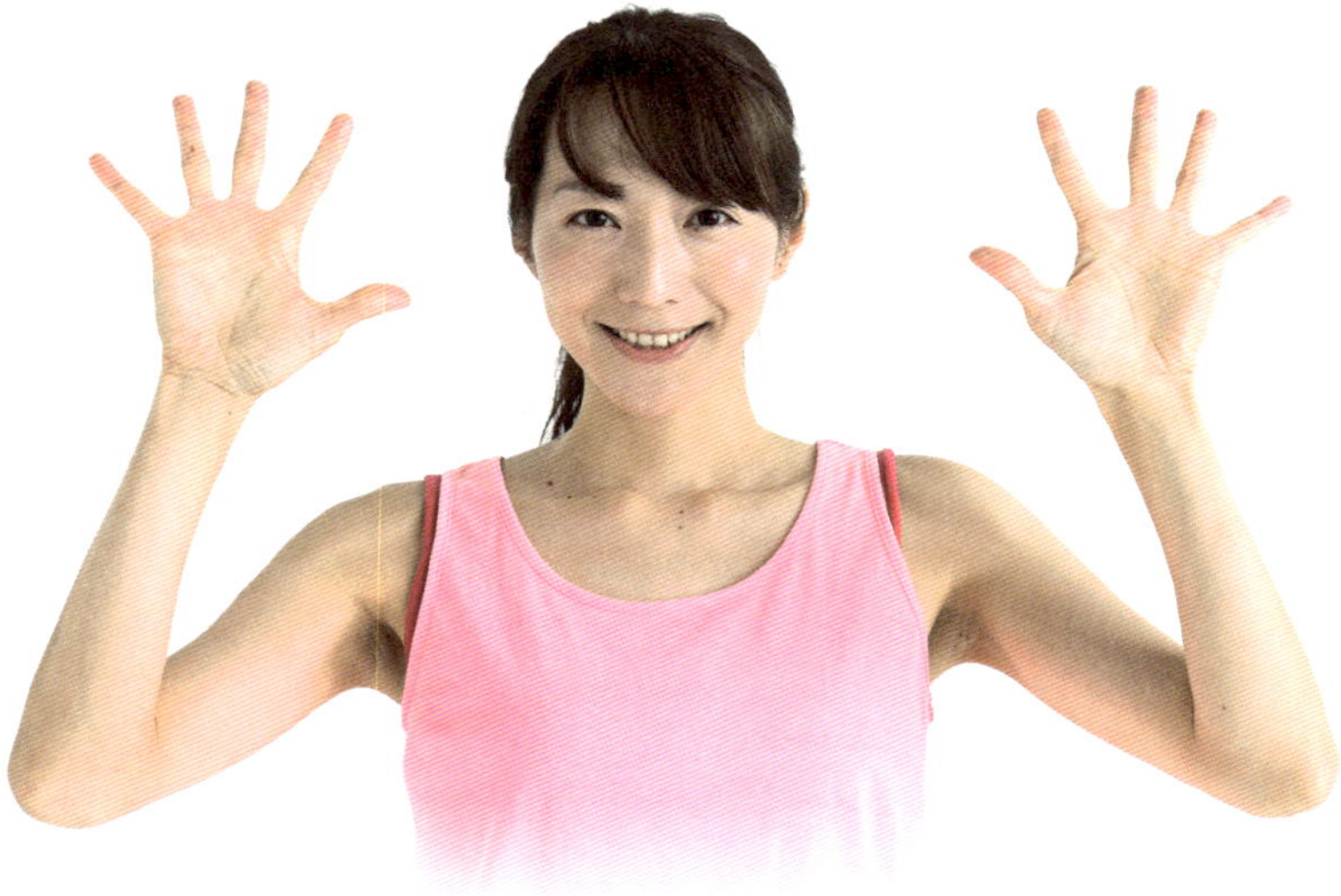

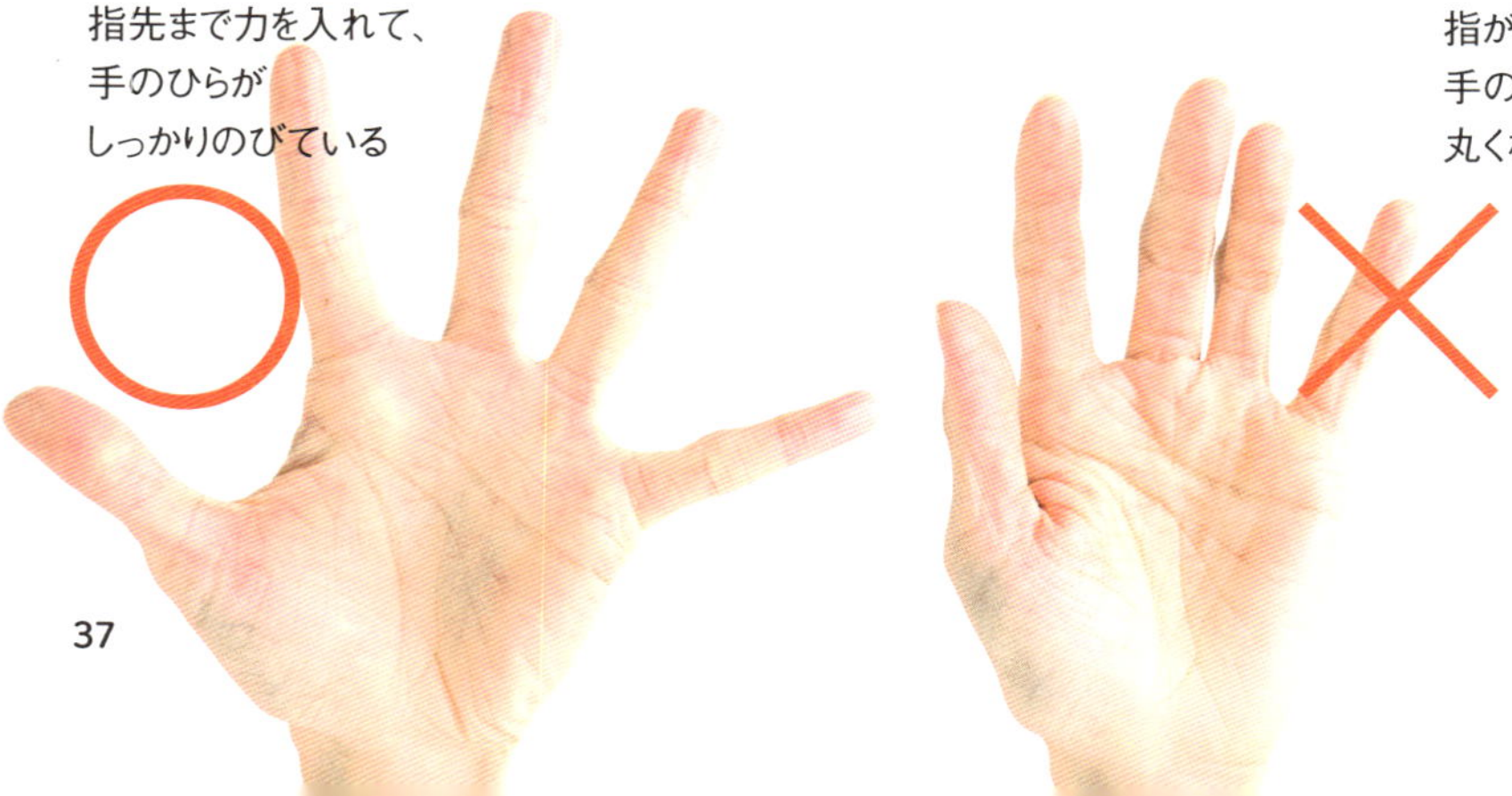
指先まで力を入れて、
手のひらが
しっかりのびている
指が曲がり、
手のひらも
丸くなっている

足のグーパー体操 基本形

おもな効能
血流改善、がん・認知症・高血圧予防など

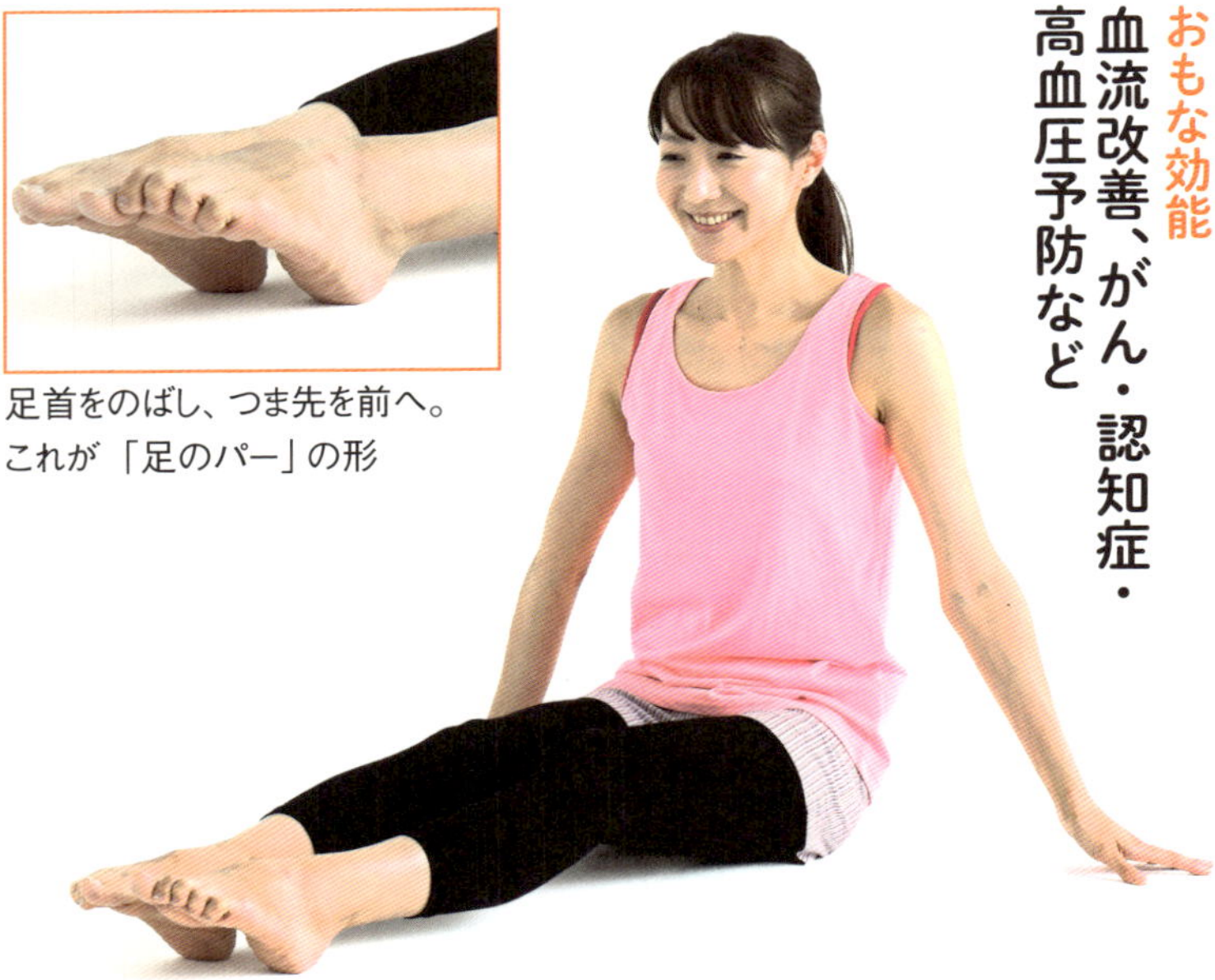

足首をのばし、つま先を前へ。
これが「足のパー」の形

足のグーパー体操は、横になったり、座ったりした状態で行ってください。ふくらはぎの筋肉が伸縮していることを意識するとより効果アップ。足指のグーパー体操は、足の裏がのびたり縮んだりしていることを確認しながら行いましょう。1分間を1日に10回程度、行なってください。

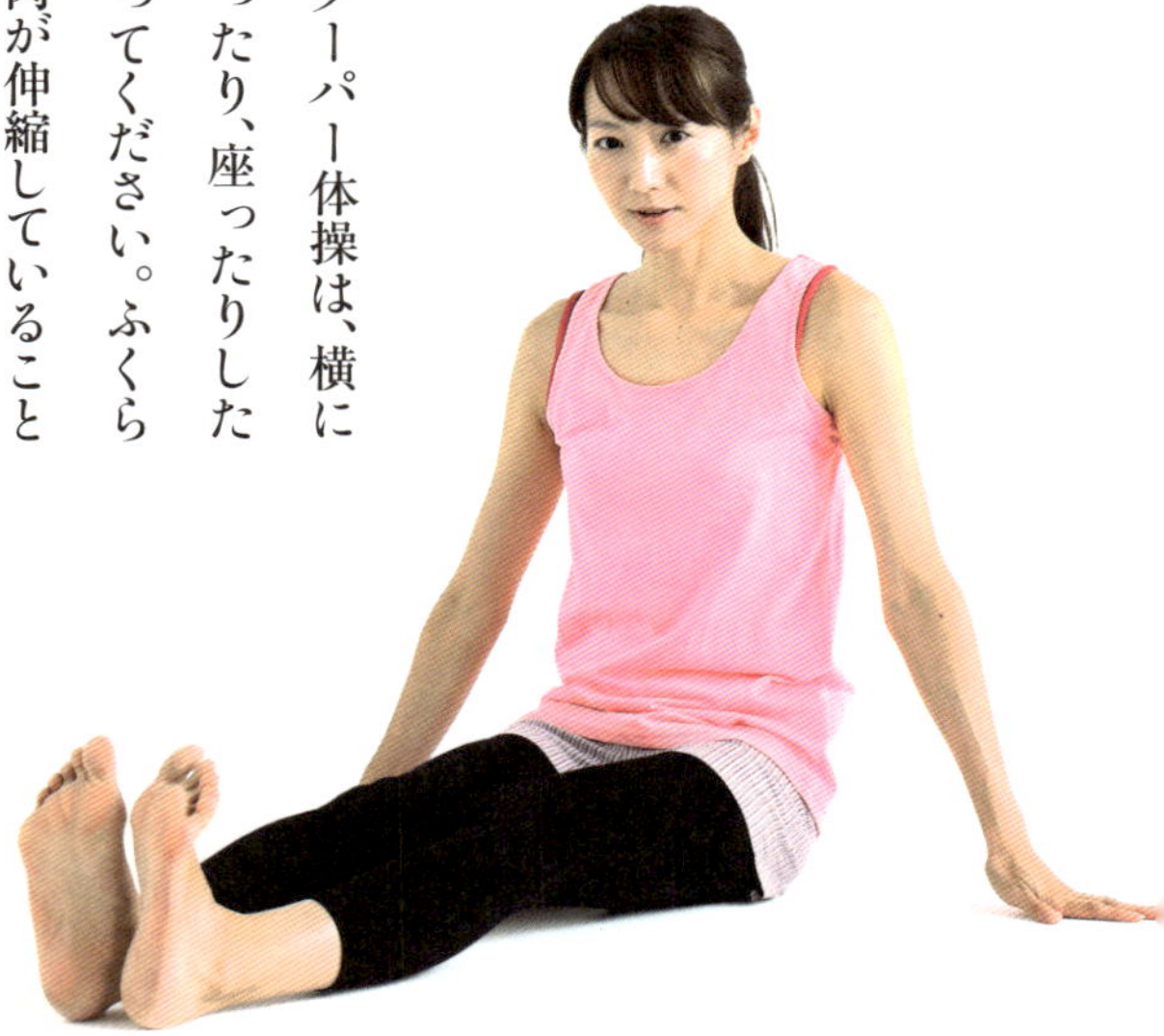

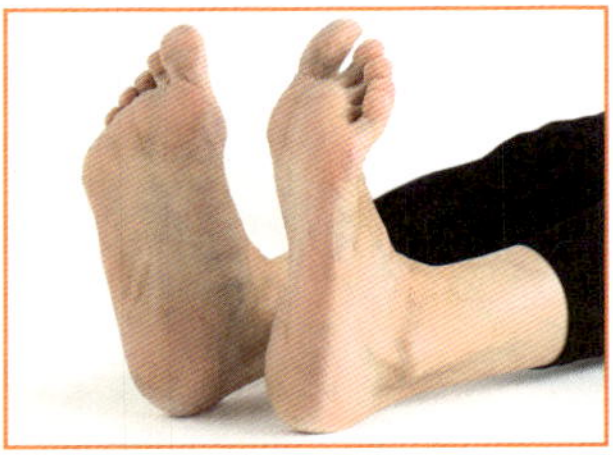

足先を手前に引き、
足首を手前に折り、ふくらはぎを
しっかりのばす。これが「足のグー」の形

足指のグーパー体操 基本形

おもな効能

血流改善、がん・認知症・高血圧予防など

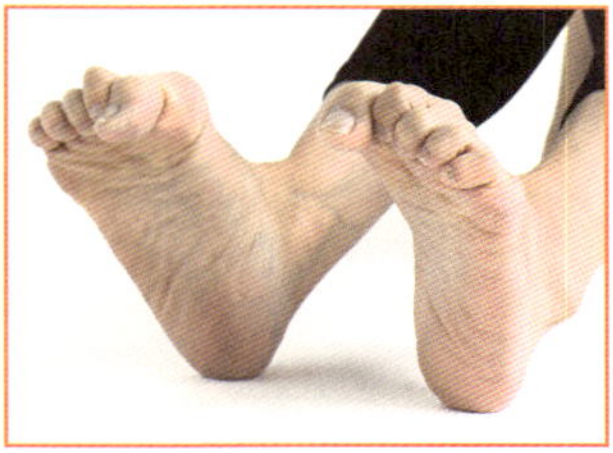

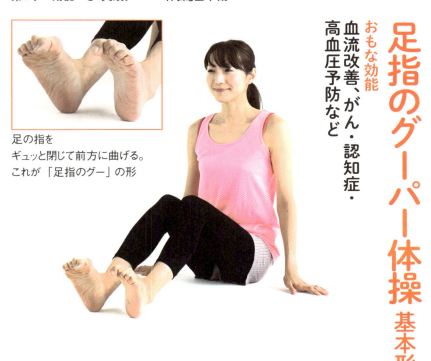

足の指を
ギュッと閉じて前方に曲げる。
これが「足指のグー」の形

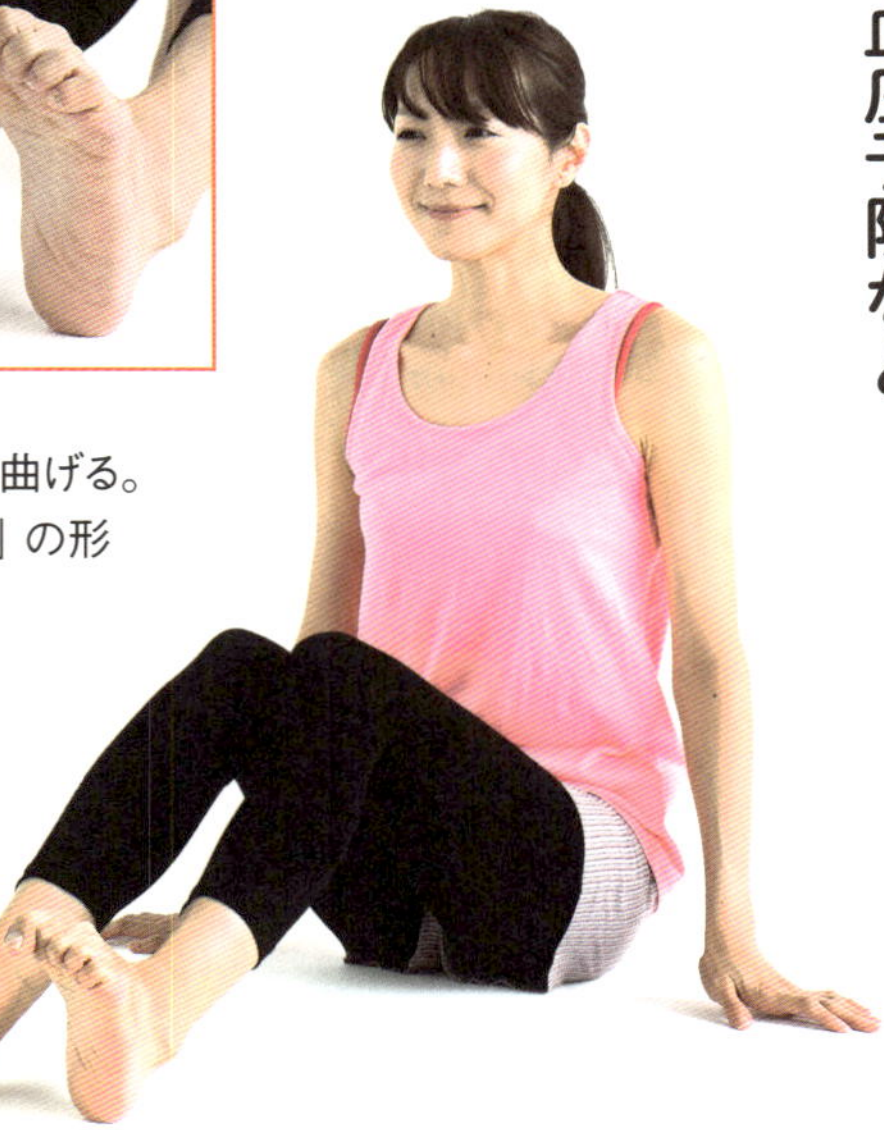

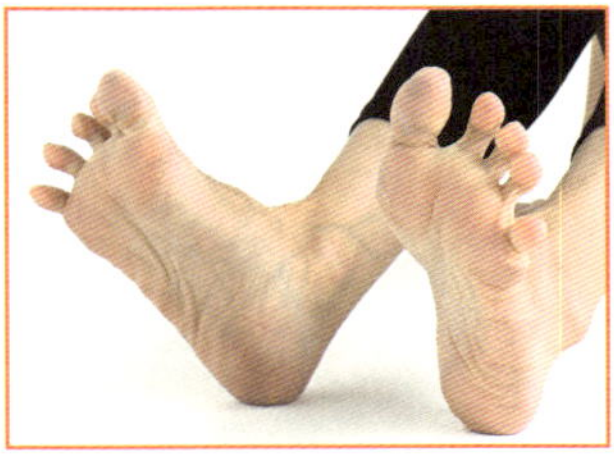

足の指を
しっかり開いてそらせる。
これが「足指のパー」の形

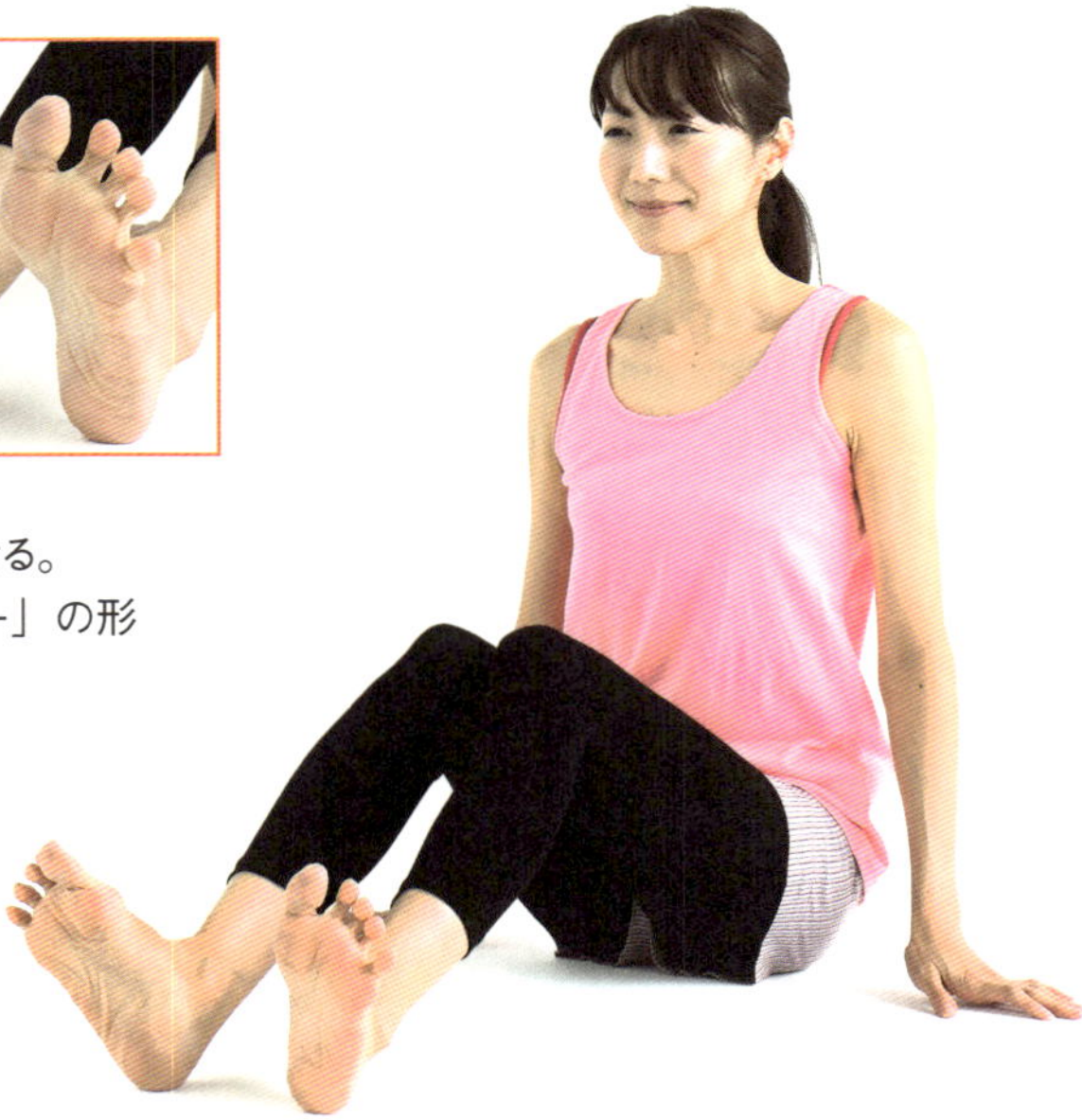

両腕回転グーパー

おもな効能

冷え解消、肩こり解消

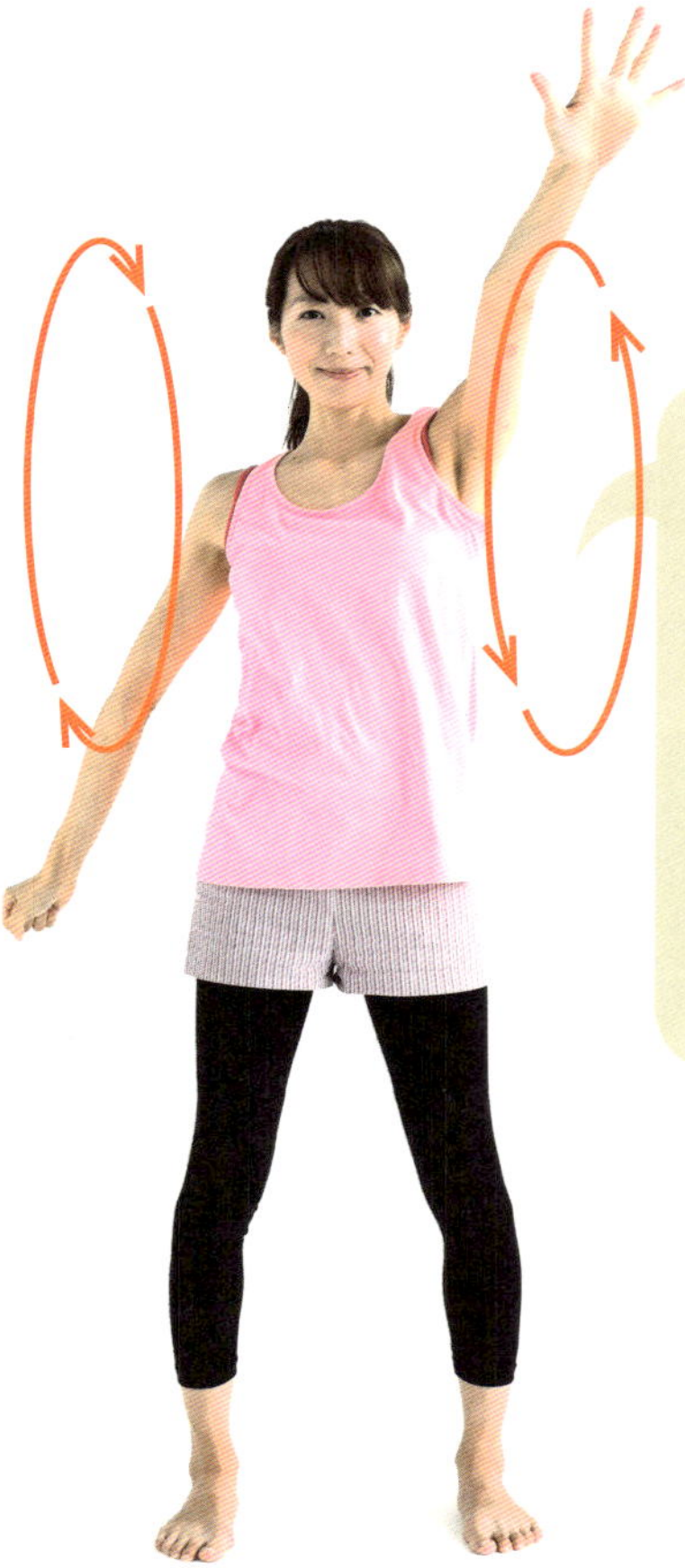

ポイント

肩を大きく左右の腕を逆方向に回す

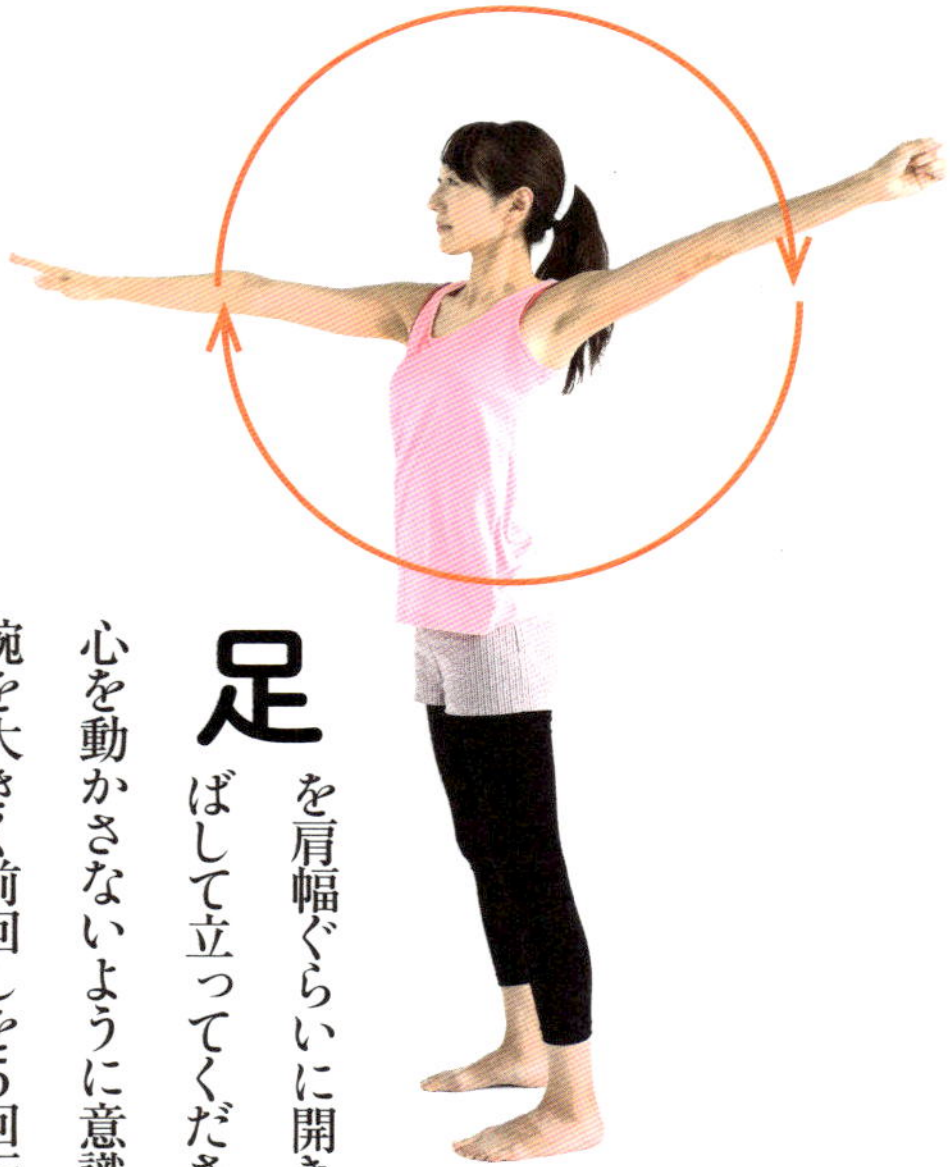

足を肩幅ぐらいに開き、背筋をのばして立ってください。体の中心を動かさないように意識しながら、腕を大きく前回しを5回転、反対の腕を同時に後ろに5回転。腕の回す方向を変えて、もう5回転ずつ。できるだけ肩を大きく回すことがポイントです。その間にグーパーを何度も繰り返します。グーパーの回数は腕を1回転の間に2~3回。指先から上半身にかけての血流を改善します。こり固まった首、肩、背中の筋肉をほぐす効果が。

肩回しグーパー

おもな効能
首こり・肩こり解消、腱しょう炎解消

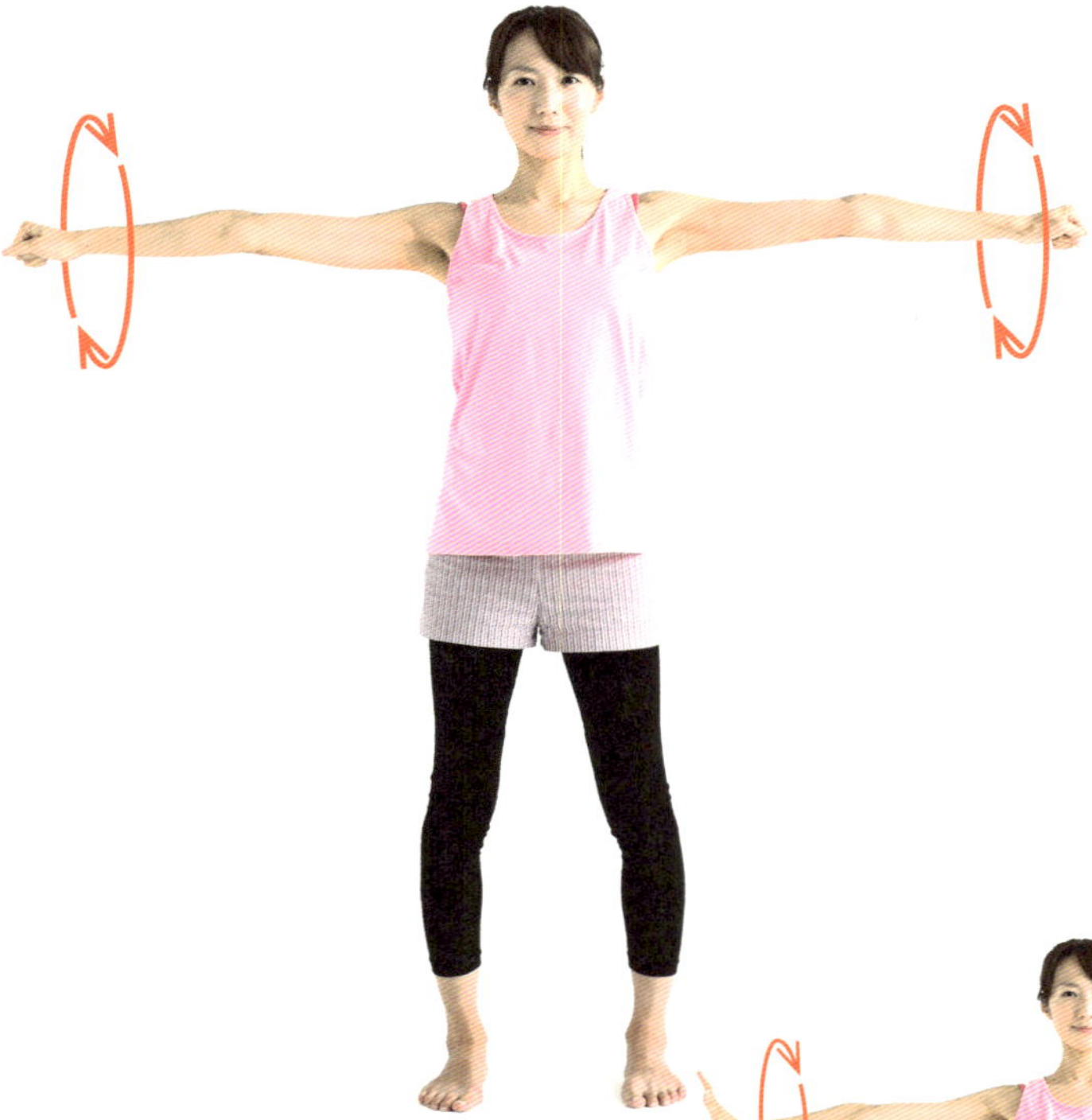

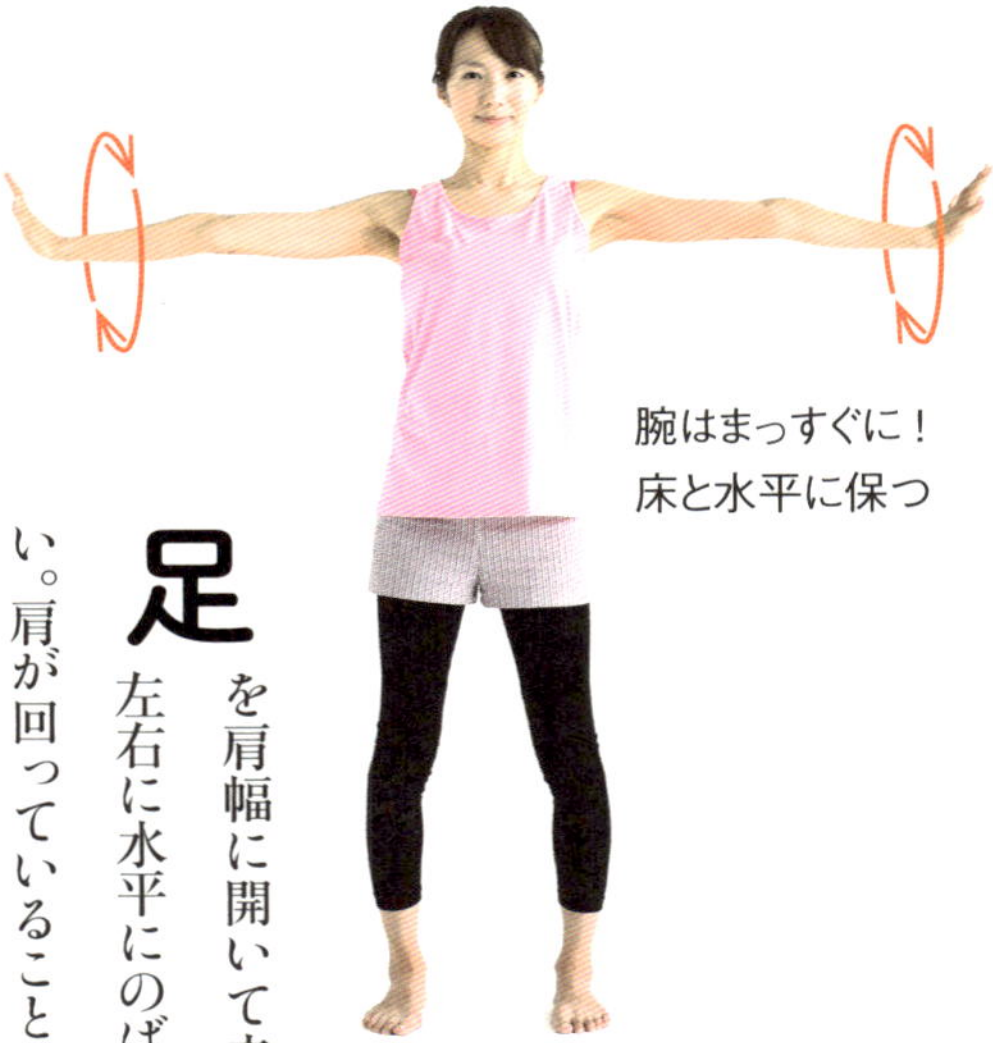

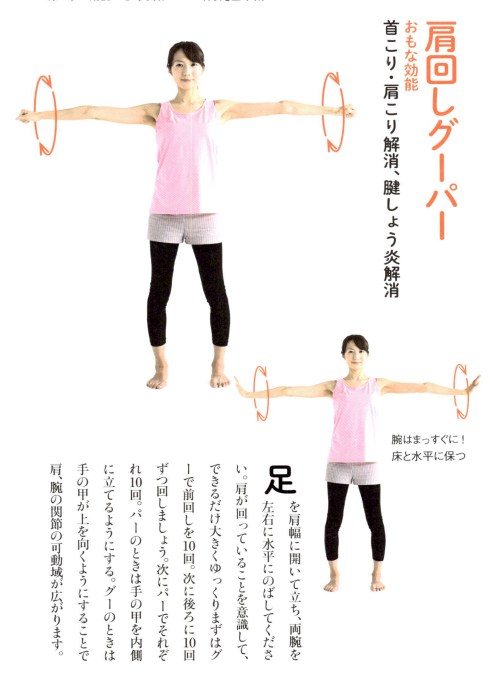

腕はまっすぐに！
床と水平に保つ

足を肩幅に開いて立ち、両腕を左右に水平にのばしてください。肩が回っていることを意識して、できるだけ大きくゆっくりまずはグーで前回しを10回。次に後ろに10回ずつ回しましょう。次にパーでそれぞれ10回。パーのときは手の甲を内側に立てるようにする。グーのときは手の甲が上を向くようにすることで肩、腕の関節の可動域が広がります。

グーパーウオーキング

おもな効能
不眠解消、認知症予防

背筋をのばして、腕を大きく振ってください。前に振り出した手はパー、後ろに振り下げた手はグーにして歩くと、自然に歩幅が大きくなり速度もアップ。夕方に30分程度（約2㎞）の「グーパーウオーキング」を行なえば、血流アップの効果大で認知症予防になります。副交感神経の働きも上がり、質の高い眠りが得られます。

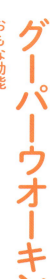

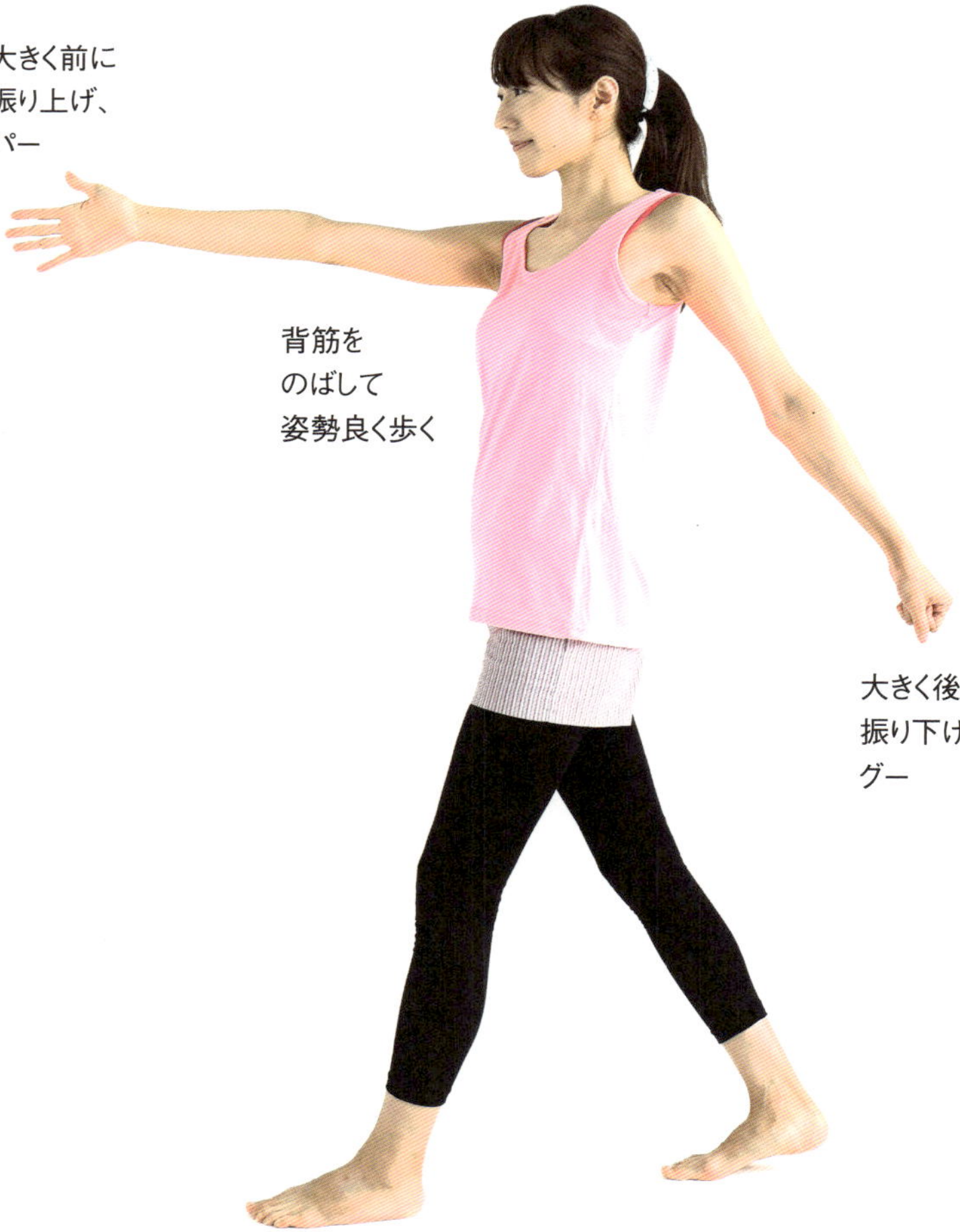
大きく前に
振り上げ、
パー
背筋を
のばして
姿勢良く歩く
大きく後ろに
振り下げ、
グー

グーパーウオーキング 階段昇降

おもな効能
高血圧予防、骨粗しょう症予防

グーパーを繰り返しながらの階段の上り下りは、太もも、大臀筋などの筋力アップ効果があります。毛細血管再生による血流アップとの相乗効果で、動脈硬化改善で高血圧予防に。階段を下りるときに足腰にかかる振動で骨密度アップ効果もあります。無理のない範囲で行ってください。

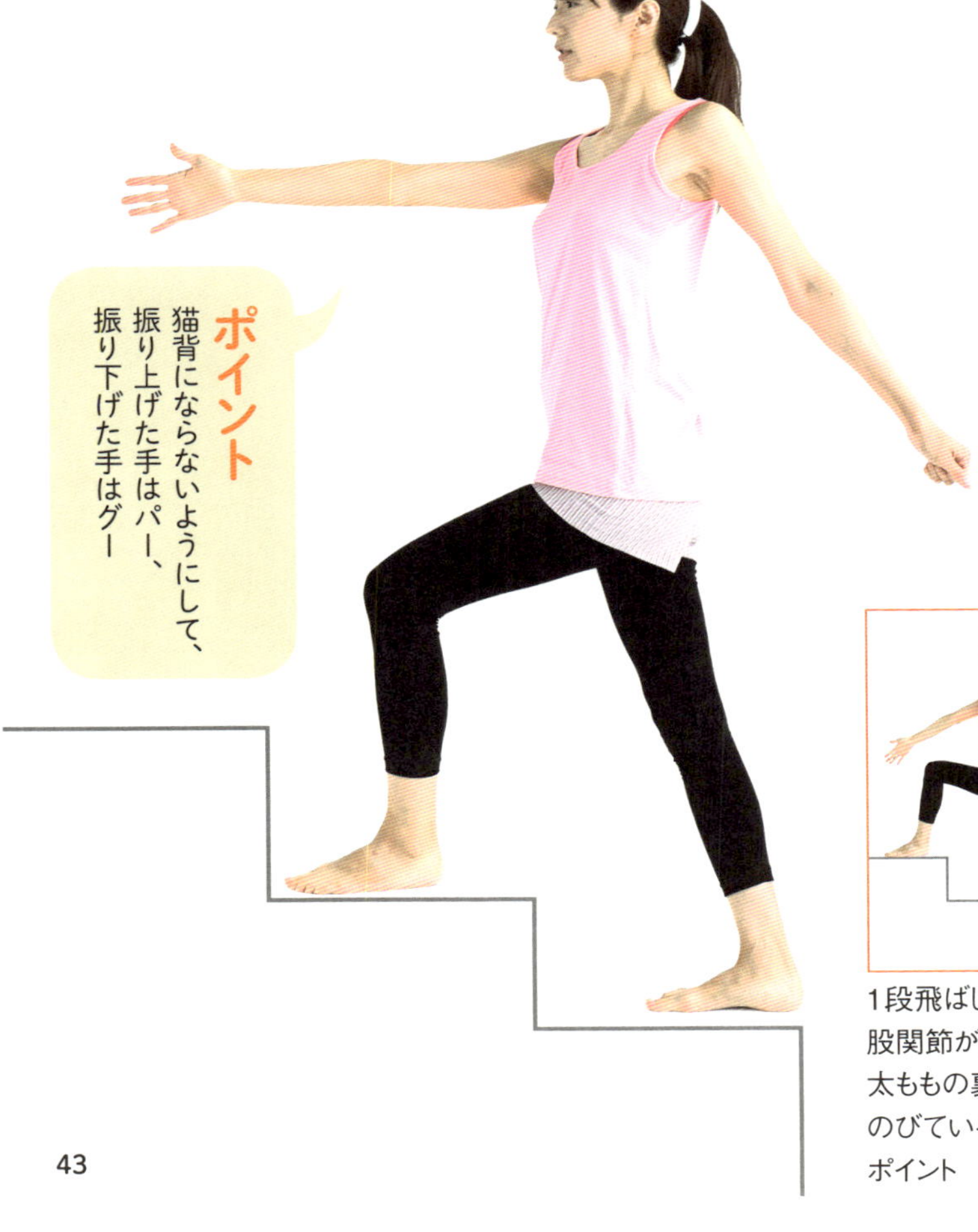

ポイント
猫背にならないようにして、振り上げた手はパー、振り下げた手はグー

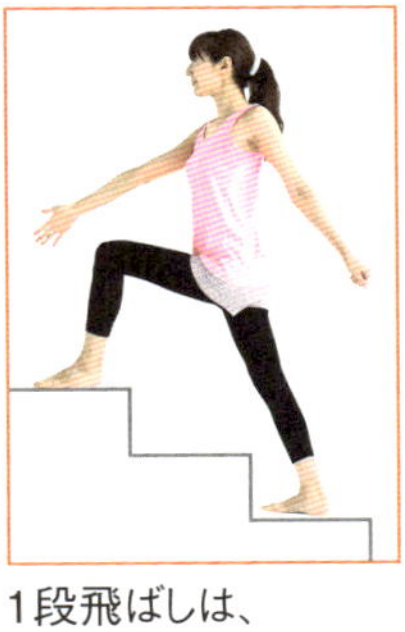

1段飛ばしは、股関節が開き、太ももの裏がのびていることがポイント

グーパー呼吸

おもな効能
更年期障害解消、認知症予防

ポイント
グーで唇を左右に引き、「草笛」を吹くようにして息を吐く。
グーパー呼吸の場合、グーを握るときは力を入れない

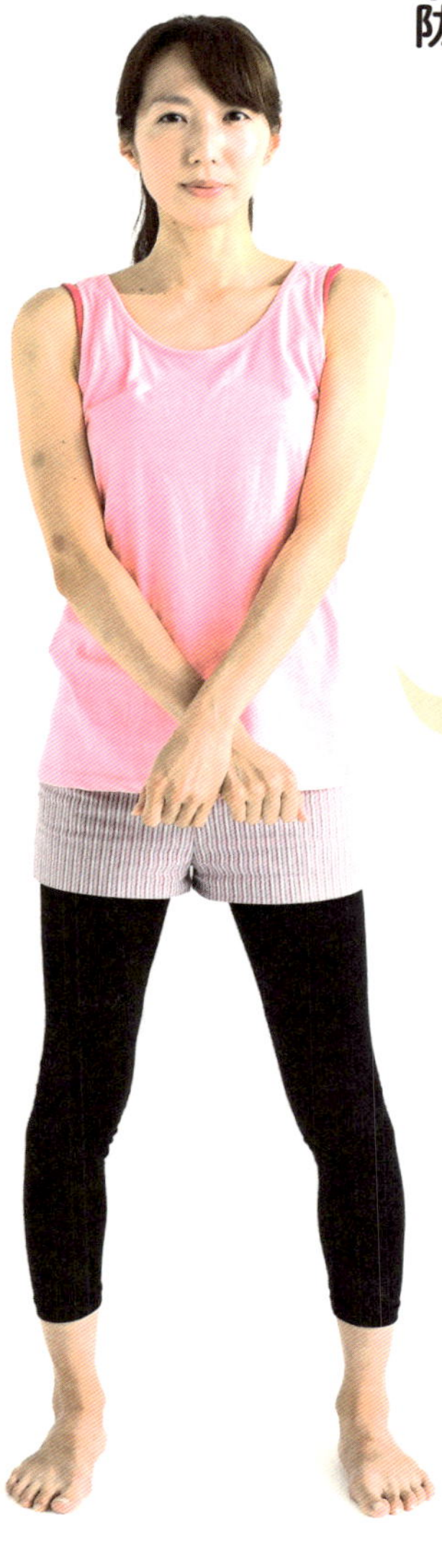

ポイント
背筋をまっすぐにして胸を張る

ポイント
肩の力を抜いてひじをのばす

血流をアップさせ、自律神経を整える呼吸のポイントは、息を吐く時間を吸う時間の2倍にすることです。唇を左右に引き、6〜8秒かけて口から息を吐き、3〜4秒かけて鼻から息

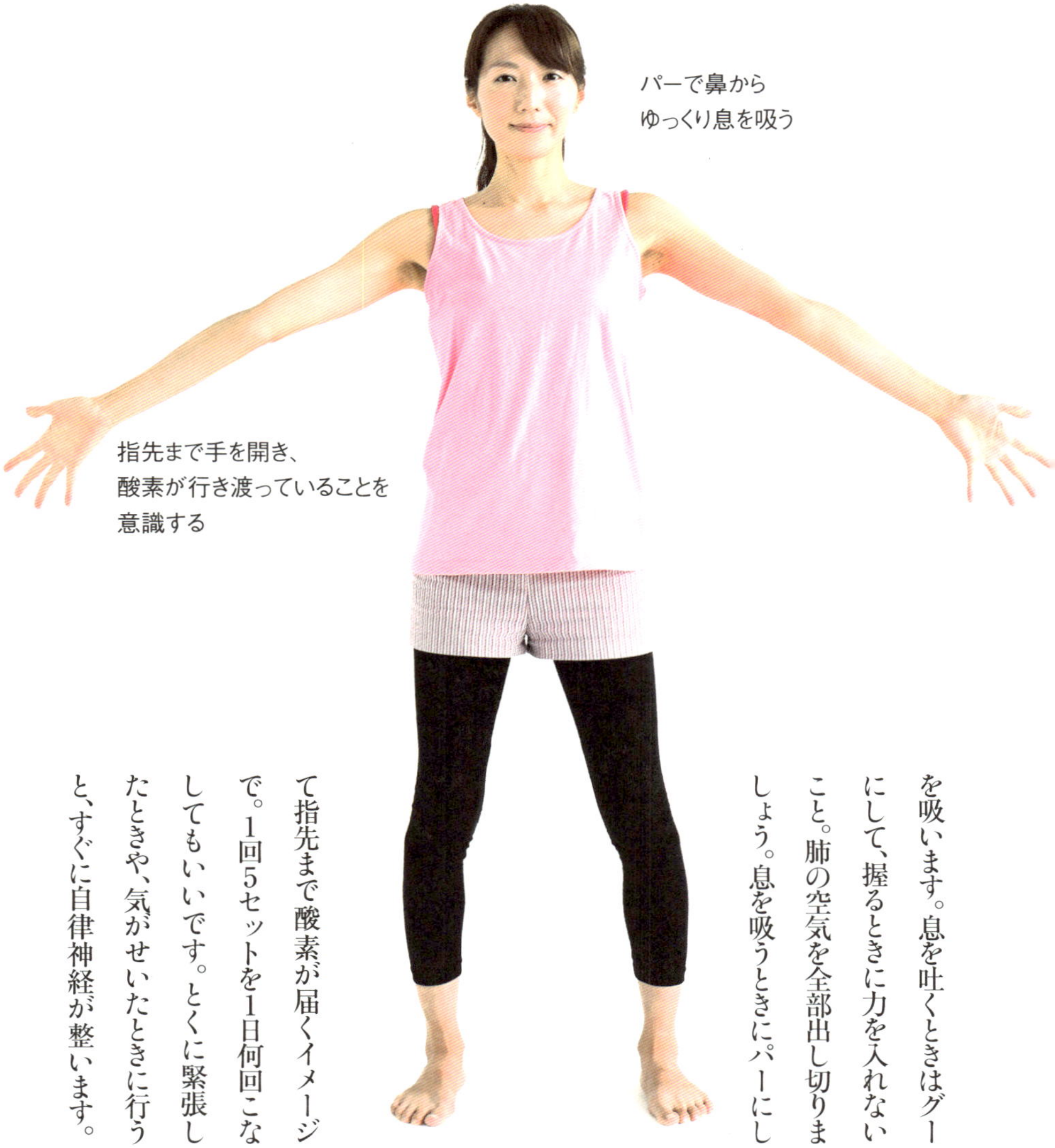
パーで鼻から
ゆっくり息を吸う
指先まで手を開き、
酸素が行き渡っていることを
意識する

を吸います。息を吐くときはグーにして、握るときに力を入れないこと。肺の空気を全部出し切りましょう。息を吸うときにパーにして指先まで酸素が届くイメージで。1回5セットを1日何回こなしてもいいです。とくに緊張したときや、気がせいたときに行うと、すぐに自律神経が整います。

半身浴でグーパー

おもな効能
高血圧予防、不眠症予防

入浴は38～40度のぬるめのお湯がベスト。就寝前なら15分ほど半身浴をすると副交感神経がアップして、気持ちよく眠りにつくことができます。深い呼吸を意識しながら、吐くときにグー、吸うときにパーを1分間行う。全身の血流が改善し高血圧予防に。

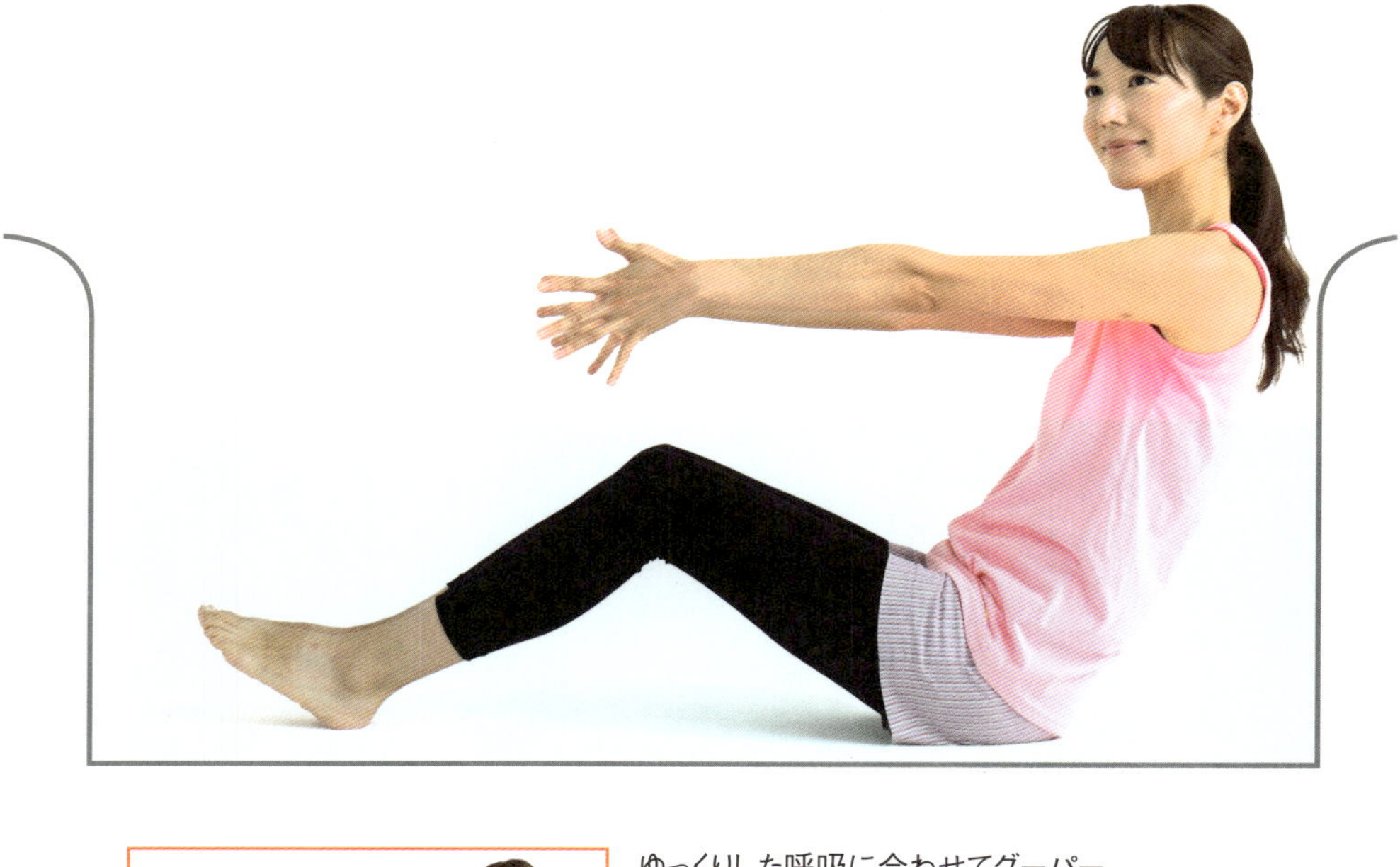

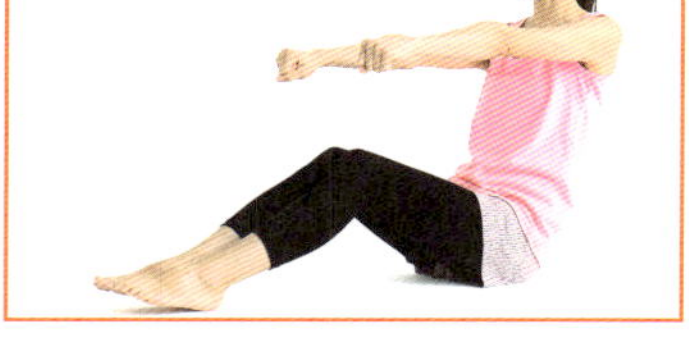

ゆっくりした呼吸に合わせてグーパー。
腕は肩の高さでまっすぐのばす。
吐くときにグー、 息を吸うときにパーを

お湯につかってグーパー体操

おもな効能
筋力（握力）アップ、高血圧予防

お湯の中でグーパーを20～30回繰り返します。水の抵抗を感じ、水をつかむようにやるのがコツ。呼吸は右ページと同じように。ひざはバスタブに合わせて曲げてもいいですが、ひじを曲げると背中が丸まりグーパー体操の効果も半減します。血流改善効果は抜群。

腕をお湯の中に入れて、
お湯をつかむようにグーパー。
ひじは曲げないように

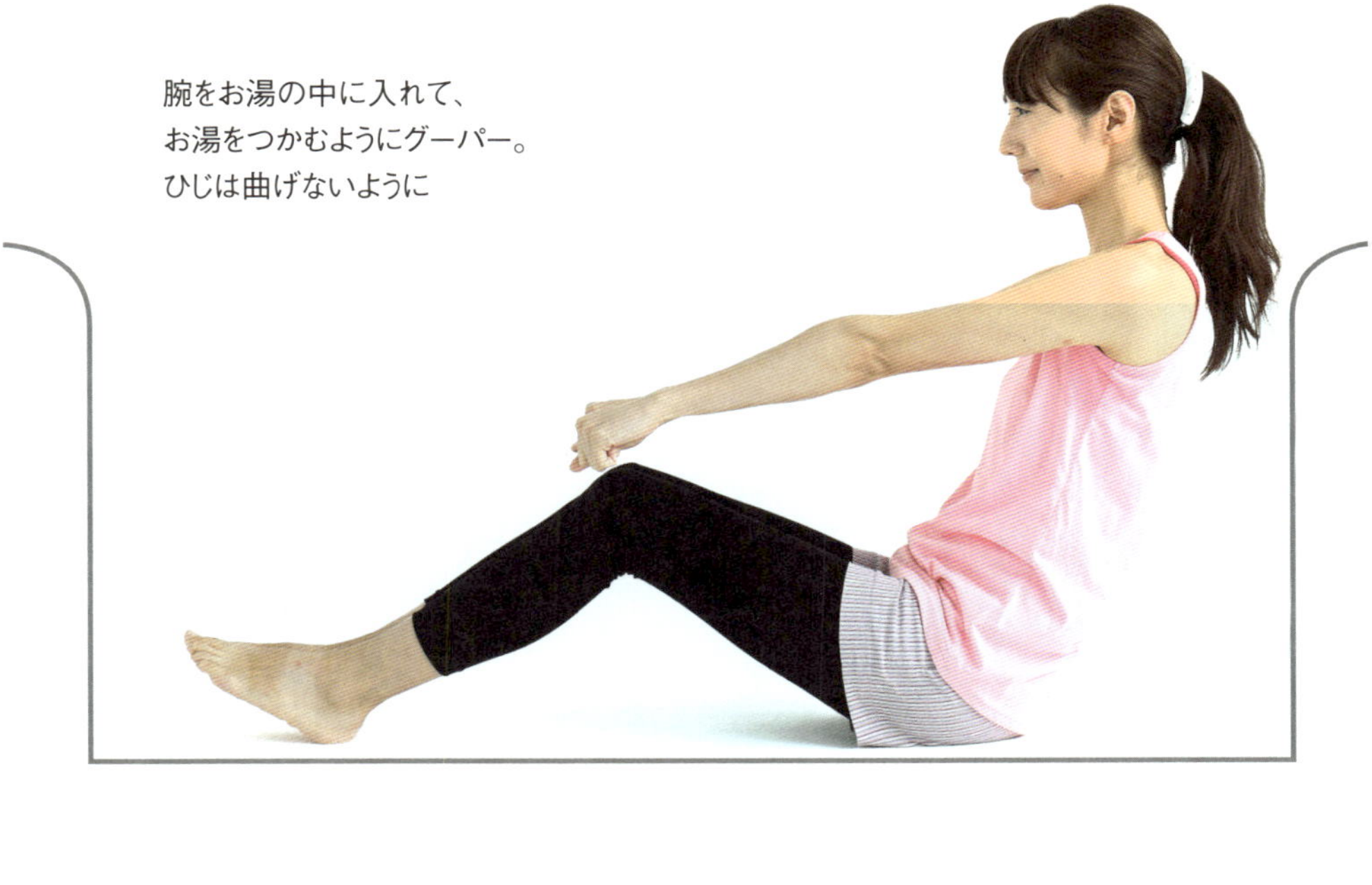

トイレひねりグーパー体操

おもな効能
便秘解消

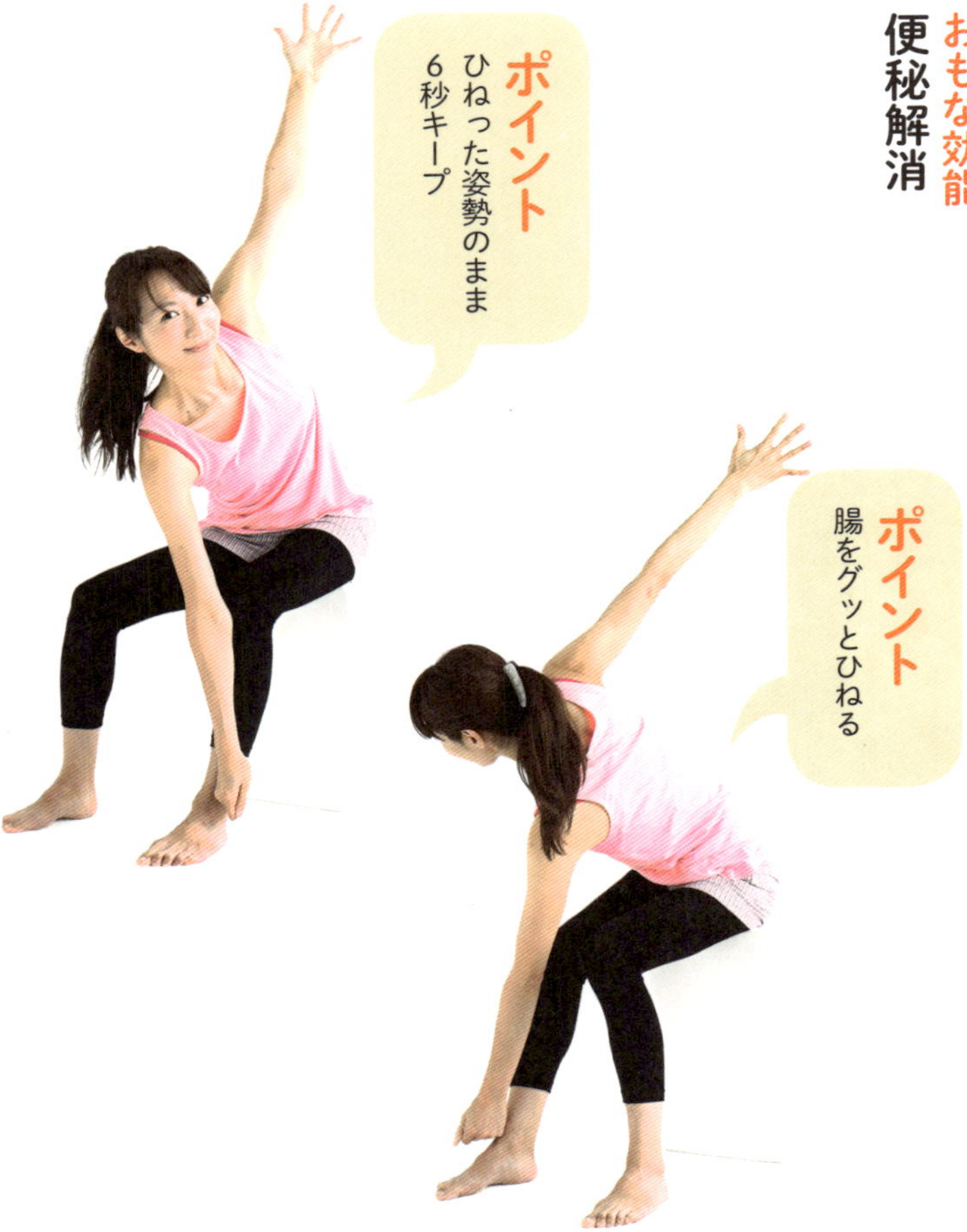
ポイント
ひねった姿勢のまま
6秒キープ
ポイント
腸をグッとひねる

便座に浅く腰掛け、肩幅に足を開きます。左手で右足のくるぶしあたりをグーでタッチ。右手は頭上に高く上げてパーに。この状態で6秒キープします。体を大きくひねっていることを意識することが大事です。続いて、右手で左足のくるぶしをグーでタッチ。左手を頭の上にのばして、パーに。左右3回ずつ行うことで、腸と肛門括約筋を刺激し、便秘解消効果があります。

手足同時グーパー

おもな効能
骨粗しょう症予防

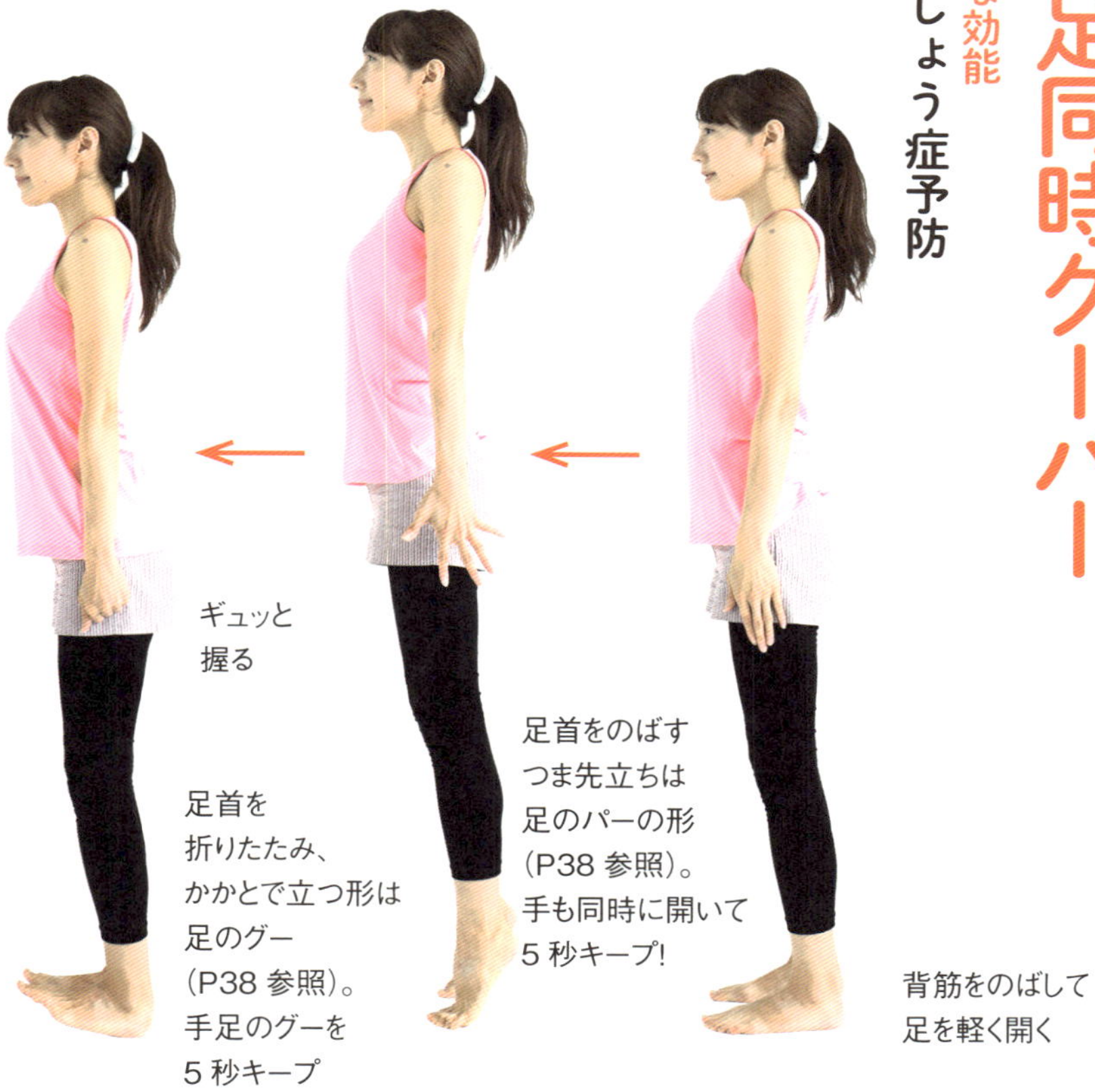
背筋をのばして
足を軽く開く
足首をのばす
つま先立ちは
足のパーの形
（P38 参照）。
手も同時に開いて
5 秒キープ!
足首を
折りたたみ、
かかとで立つ形は
足のグー
（P38 参照）。
手足のグーを
5 秒キープ
ギュッと
握る

背筋をのばし、足を軽く開いて立ちます。ゆっくりかかとを上げ、つま先立ちで3～5秒間キープ。両手は足の横でパーにします。かかとを下ろし、最初の姿勢に戻します。続いて、つま先を上げてかかとで立つと同時に、両手をグーにしたまま3～5秒間5セット。難しければ、壁を背にもたれかかってもいいです。家事の合間や、外ならば信号待ちなどの時間にやってみましょう。

寝ながら手足同時のグーパー

おもな効能
肩こり解消、免疫力アップ

ポイント
腕をしっかりのばしグーに

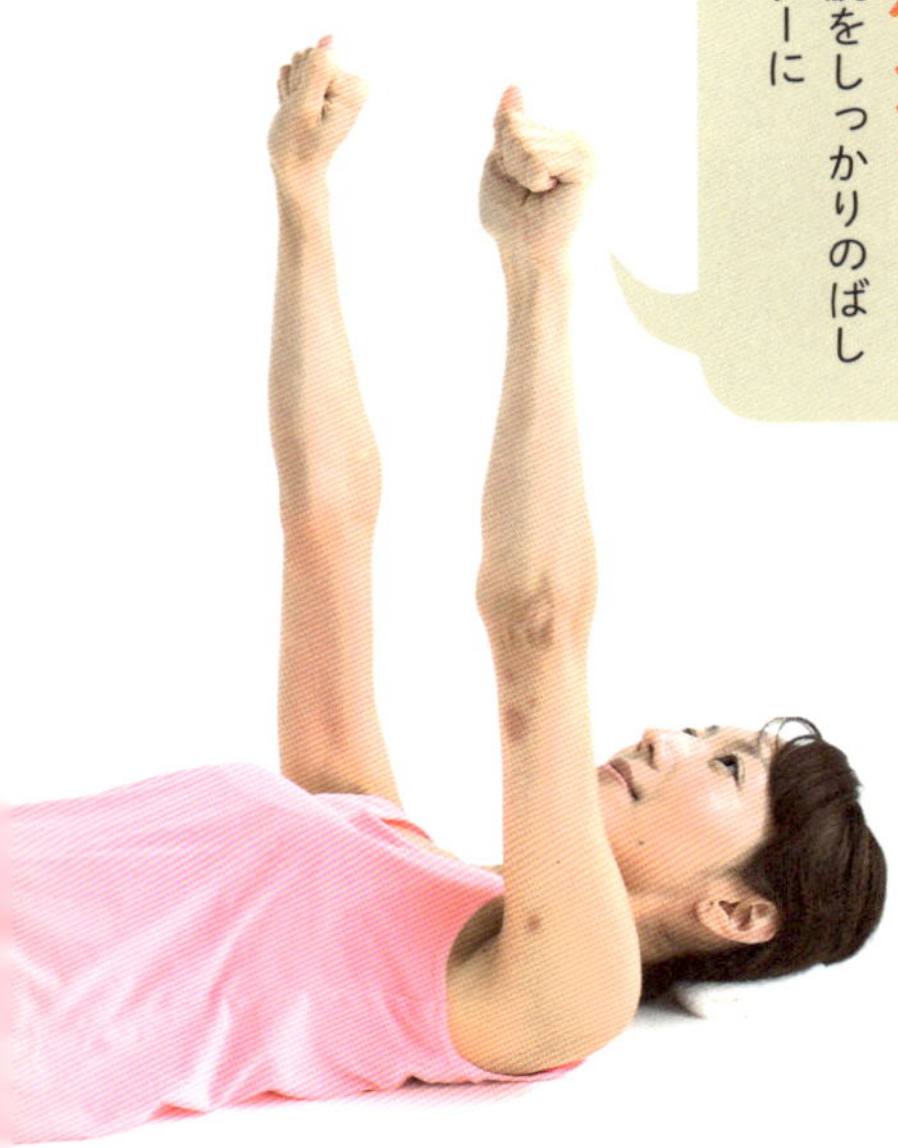

ポイント
手のひらをパーにして、天井に向ける

ポイント
枕やタオルで支えるとやりやすい

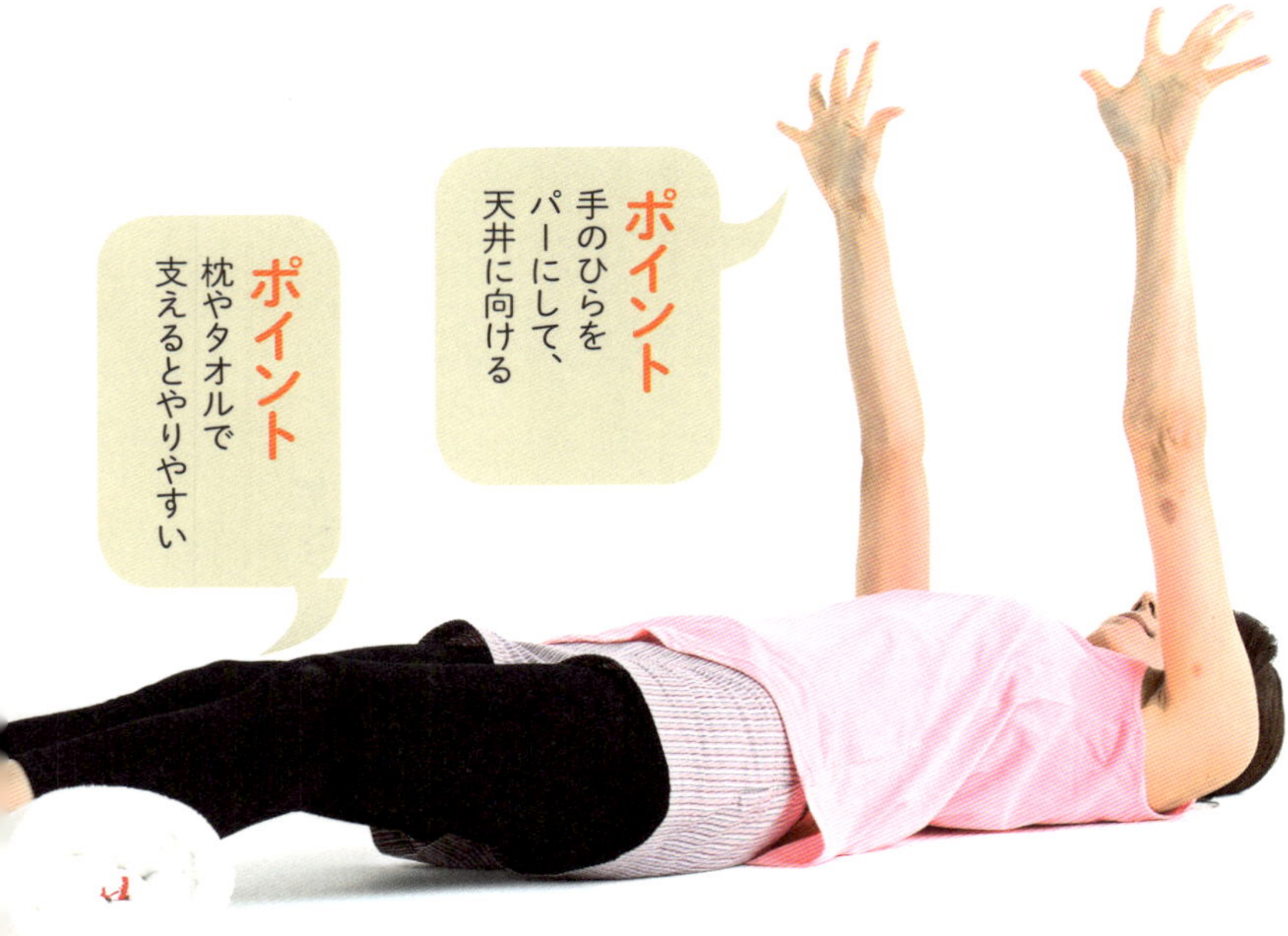

寝ながら前ならえをするように、両腕をまっすぐのばします。両手のグーパーをゆっくり3回繰り返す。それに合わせて、同時に足首を前後に動かす足のグーパーを（P38参照）。3回繰り返したら、力を抜いて腕を下ろしてください。手のグーパーは、ただ腕をのばすのではなく、肩甲骨から腕がのびている感覚で行うと、肩甲骨の動きがなめらかになり肩こり解消に。足のグーパーでは、ふくらはぎがしっかり伸縮していることを意識することがポイントです。血流が改善し、免疫力アップ効果も。

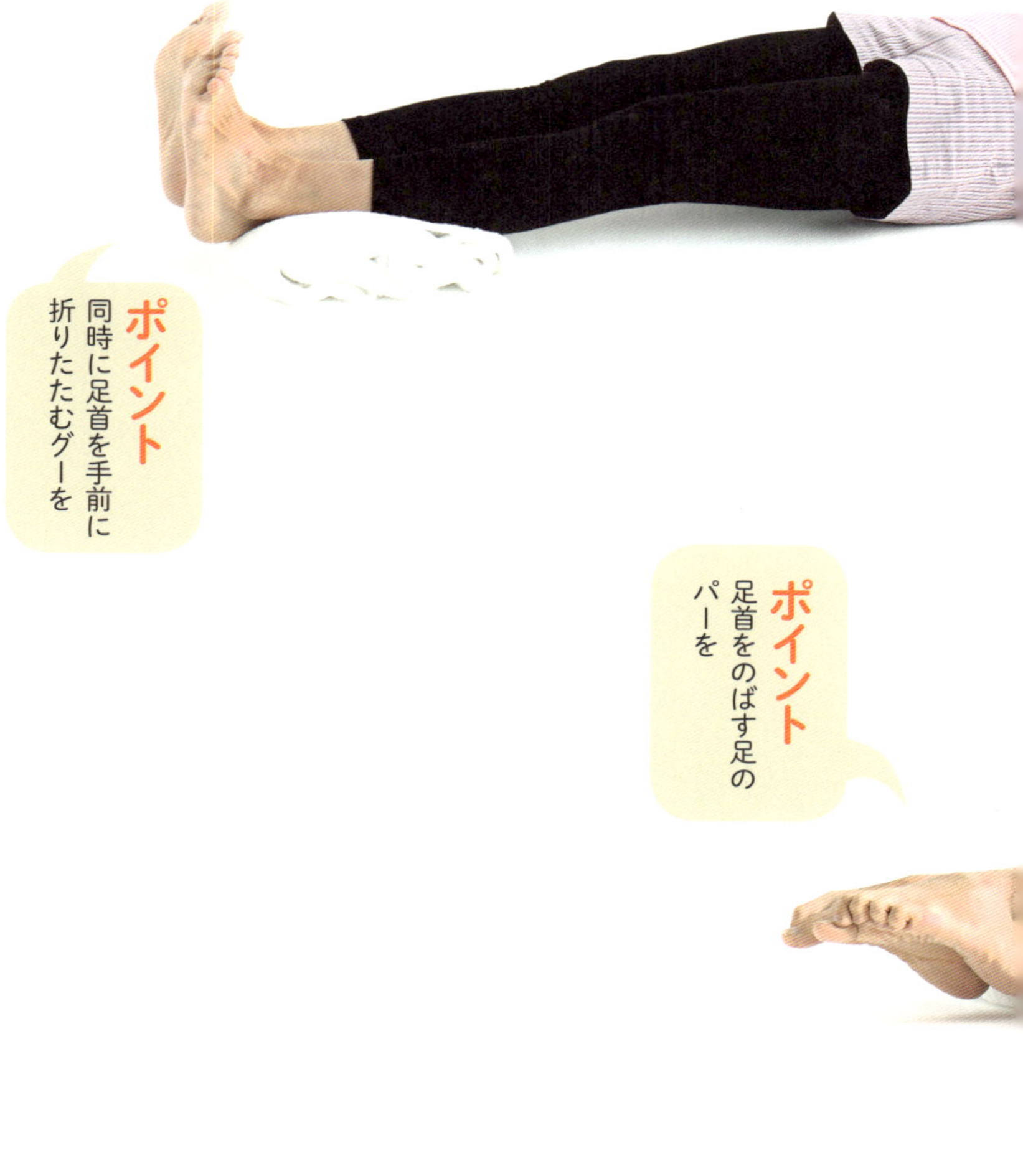
ポイント
同時に足首を手前に
折りたたむグーを
ポイント
足首をのばす足の
パーを

7時間の睡眠で脳のゴミを除去

認知症の6割を占めるアルツハイマー型は、「アミロイドβ」というタンパク質の「ゴミ」が蓄積することが原因のひとつ。本来、脳には脳脊髄液という液体が流れ、アルツハイマーの引き金になる「アミロイドβ」が洗い流されます。睡眠中は、脳が少し縮むことで脳脊髄液がスムーズに流れます。そのため、睡眠中の脳の「ゴミ」の排出速度は、起きているときの2倍以上に。

そんな認知症を予防する睡眠時間は7～8時間が理想です。英・ウォーリック大学の研究でも8時間以上の睡眠は、脳の老化を引き起こすことが報告されています。短い睡眠も問題ですが、長すぎる睡眠も認知症の進行を早めます。7～8時間睡眠で認知症を予防しましょう。

第3章
効能つき「実践グーパー体操」応用編

運動をプラスして、病気を寄せつけない！

自律神経を整え、血流を改善するグーパー体操。さまざまな運動を加えることで、病気を寄せ付けない体に。日常生活の習慣にするだけで、ストレスや心配事がスッーと消えていきます。気分転換したいときなどにやっても効果的。毎日続けよう、グーパー体操！

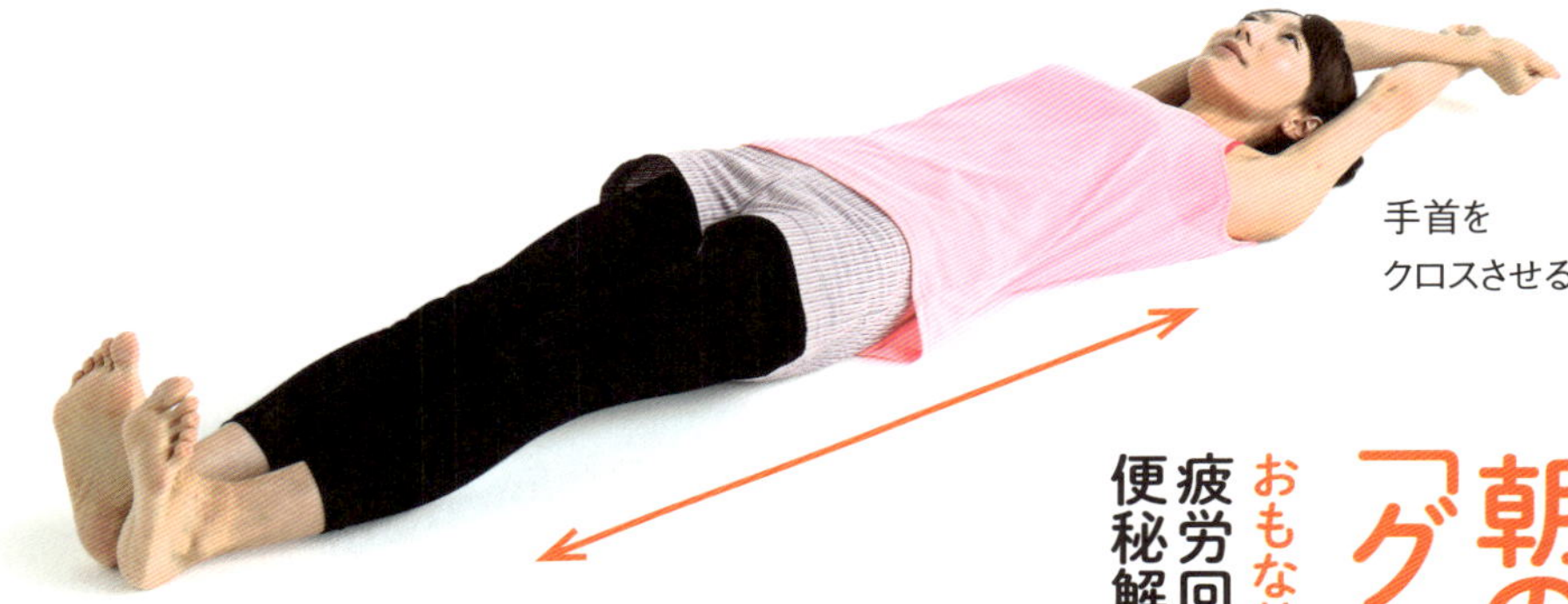

手首をクロスさせる
息を吸いながら全身をのばす

朝の全身のばし「グー」

おもな効能
疲労回復、便秘解消

あおむけになり、頭上にのばした両手の手首を交差して、グーをつくります。息を吸いながら全身をのばしましょう。足はかかとから引っぱられるようなイメージでつま先を体のほうに向けます。ふくらはぎがしっかり伸張しているか確認してください（足のグー）。全身のばしは、血流改善効果大。グーで交感神経の働きがよくなるので、朝起きたときに行うと、一日中、自律神経のバランスが整い、やる気や集中力が持続します。ゆっくり呼吸して1分間。

夜の全身のばし「パー」

おもな効能
不眠・便秘解消

朝の全身のばしと同じように、息を吸いながら両手の手首を交差して、全身をのばす。手をパーにして、つま先から引っぱられるようなイメージでのばす。パーで副交感神経の働きがよくなり、夜寝る前に行うと心身がリラックスして睡眠の質を高めます。ゆっくり呼吸して1分間。

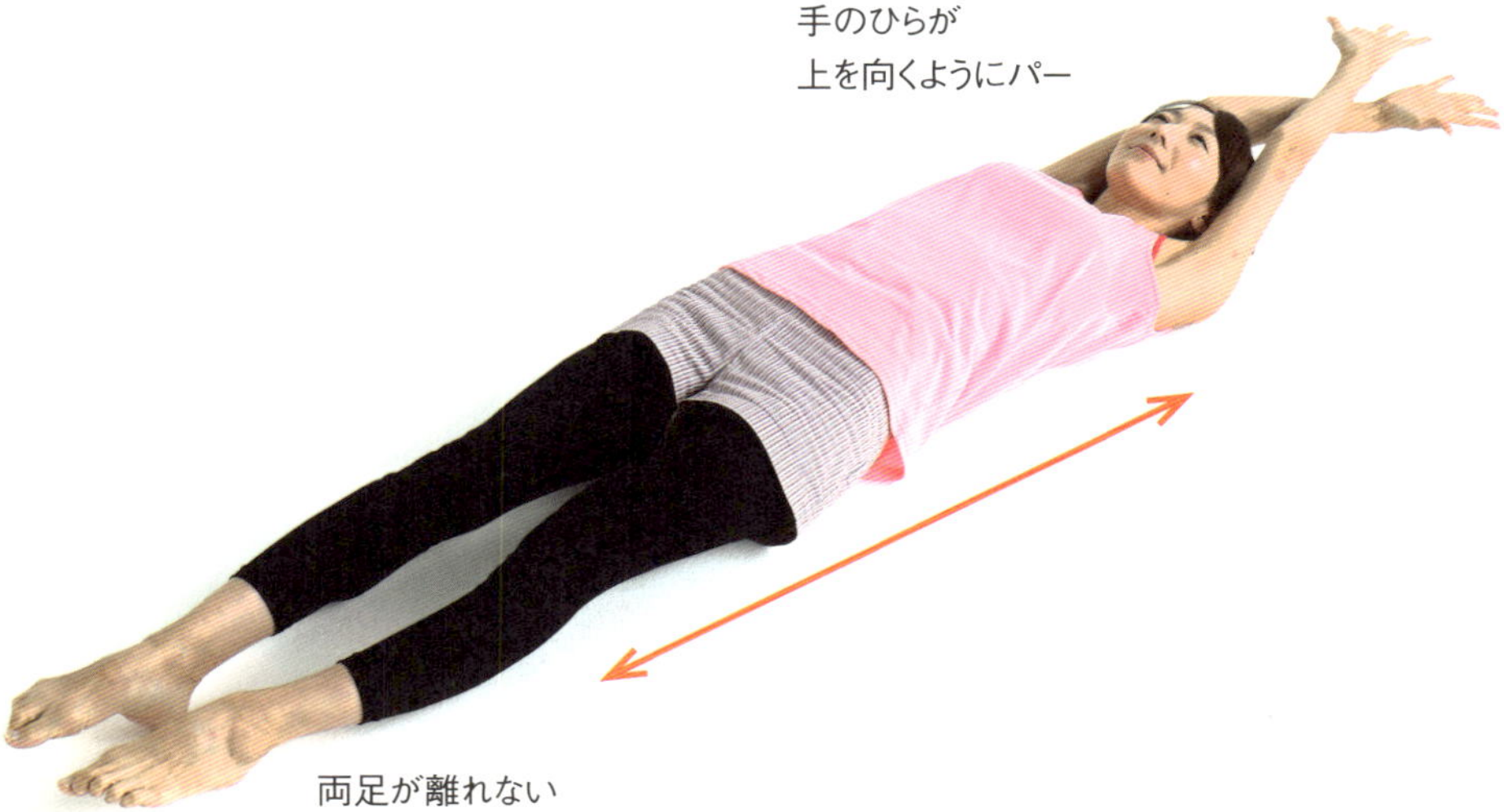
息を吸いながら
手のひらが
上を向くようにパー
両足が離れない
ようにする。
足首をのばして
足のパーを

顔でグーパー

おもな効能

免疫力アップ、認知症予防

鼻から息を吸いながら、眉間を中心に目と眉を寄せます。鼻が引っぱられるイメージで5秒間キープ。その後、口から息を吐きながらおでこを一気に左右に広げるイメージで目を開きます。3～5回。表情筋を動かすことで脳が刺激され血流や免疫アップの効果も。

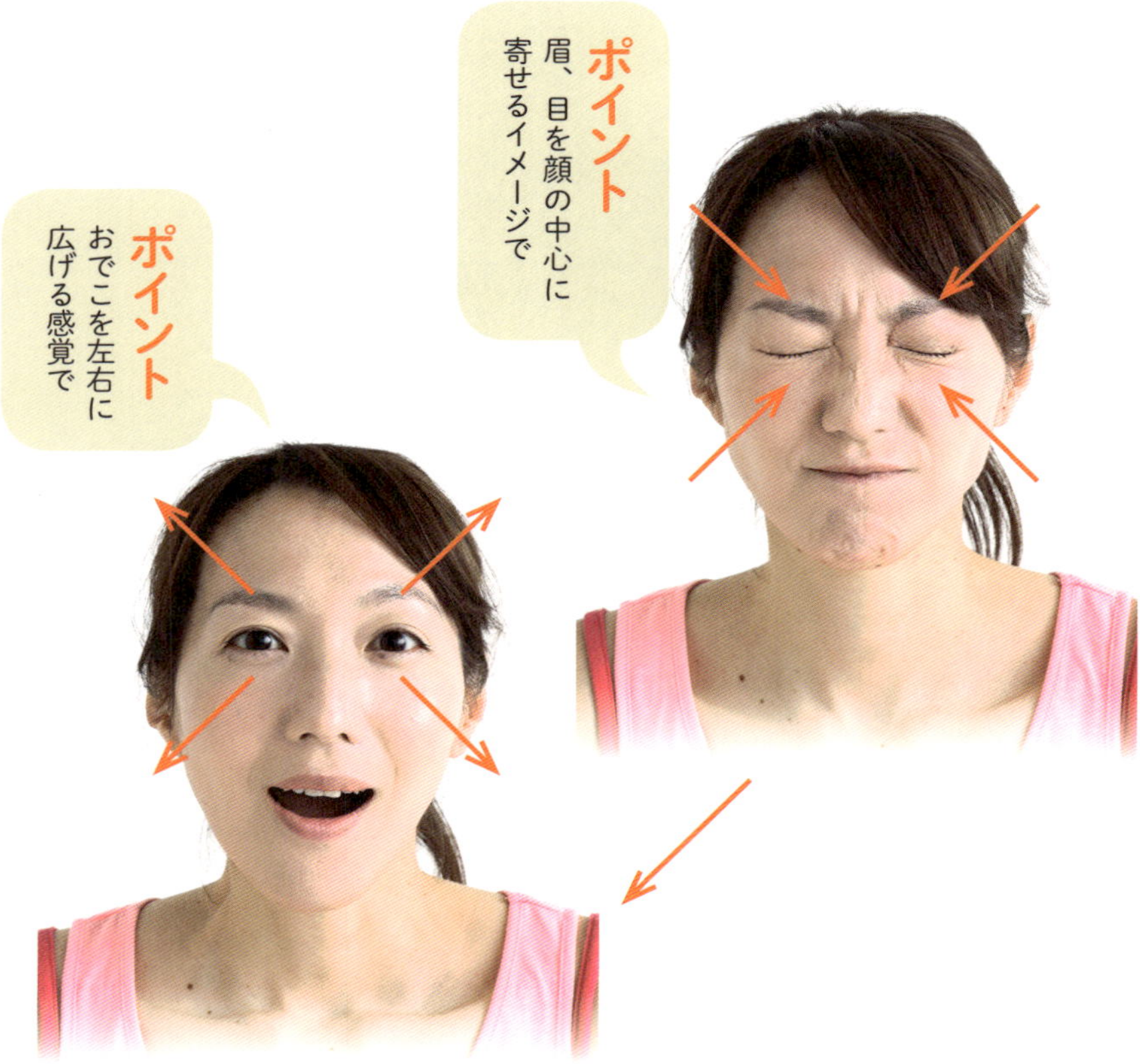
ポイント
眉、目を顔の中心に寄せるイメージで
ポイント
おでこを左右に広げる感覚で

口でグーパー

おもな効能
顔ヤセ、小顔効果

鼻から息を吸いながら、口先が引っぱられるイメージで口をすぼめます。3秒間キープし、一気に口を大きく開き、息を吐きます。3～5回繰り返します。口もとの筋肉を動かすことで副交感神経の働きが上がり、自律神経のバランスが整います。

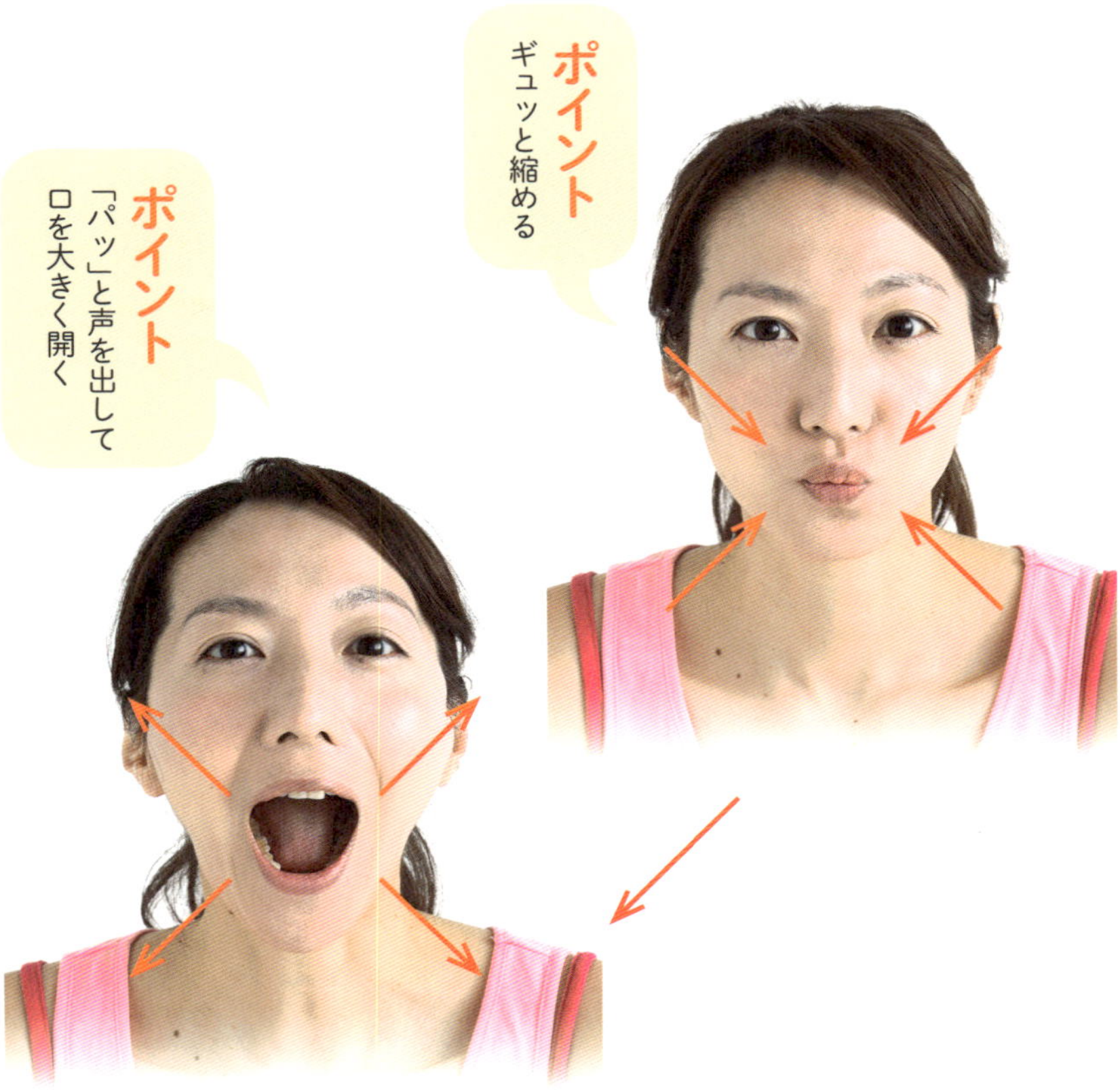
ポイント
ギュッと縮める
ポイント
「パッ」と声を出して口を大きく開く

アイシング グーパー

おもな効能
冷え性・腱しょう炎解消、血管若返り

手に水を当てながら、1分ほどグーパーを繰り返します。流水で冷やすアイシングで血管を収縮させ、血流を一時的に悪化させるのが狙い。アイシング後には血が流れ込み、血流が改善して、血管若返り効果も。

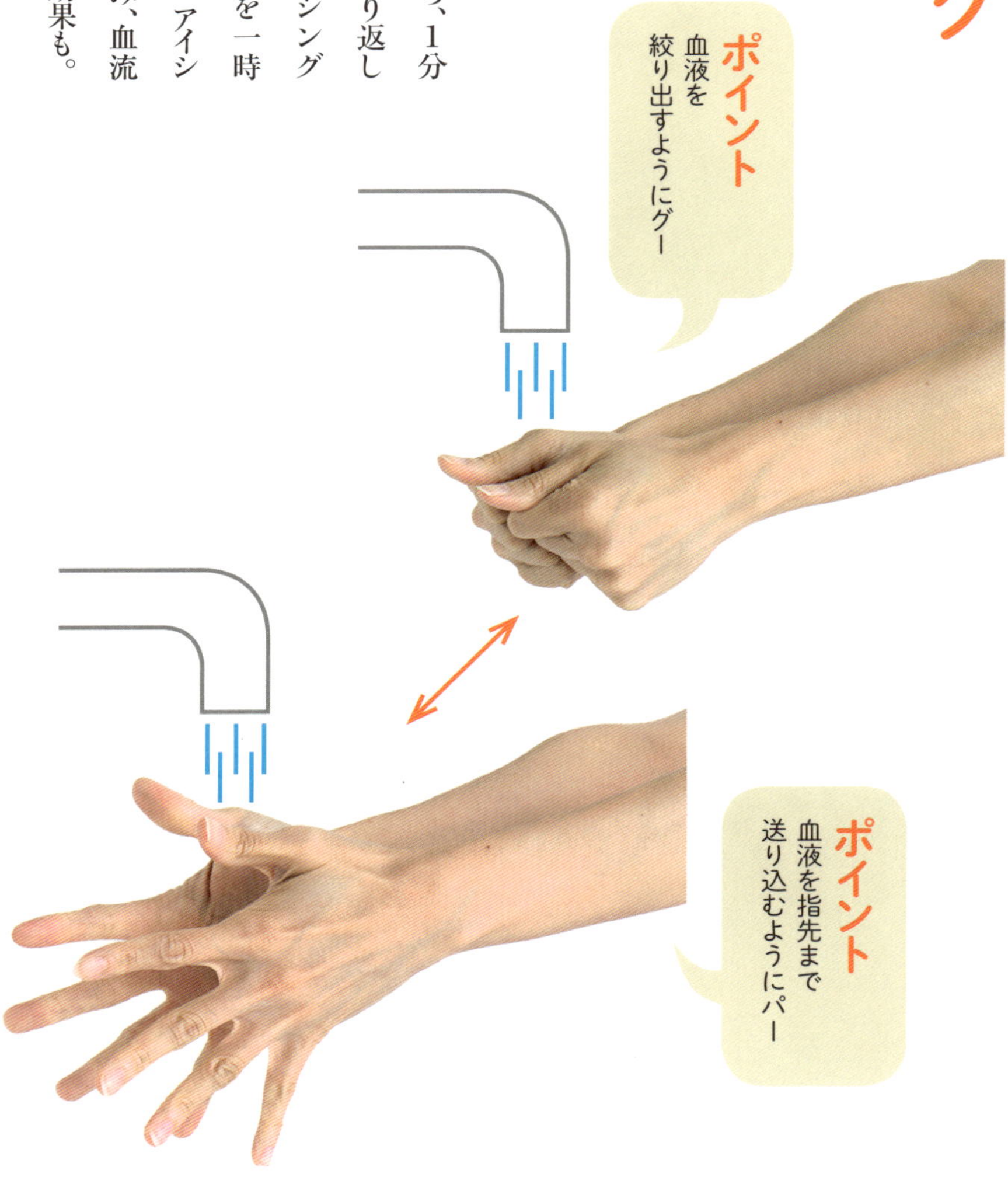
ポイント
血液を絞り出すようにグー
ポイント
血液を指先まで送り込むようにパー

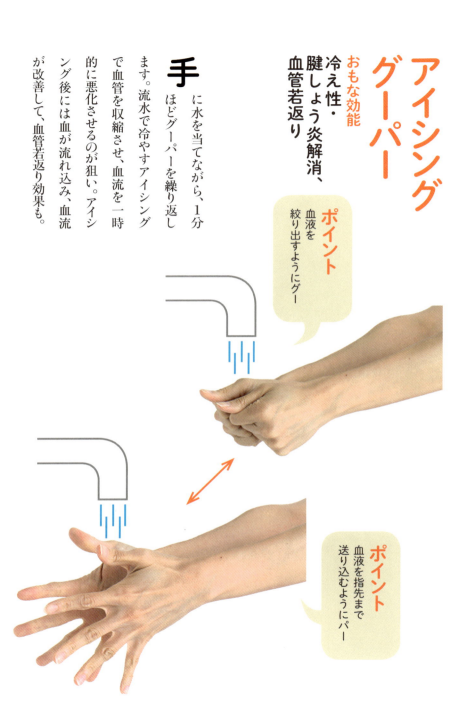

タオルつかみグーパー

おもな効能
冷え性解消

椅子に座り、両足先にフェイスタオルを縦に敷いてください。タオルに足指のパー（P39参照）の形にして足を置き、端から足の指を使い、グーの形にして手前に引き寄せる。1日10回行います。足の指先までしっかり血液が流れ、冷え性解消効果があります。足の裏の刺激により、代謝がアップ。

ポイント
指先をしっかり広げる
ポイント
指先から一気に引き寄せる

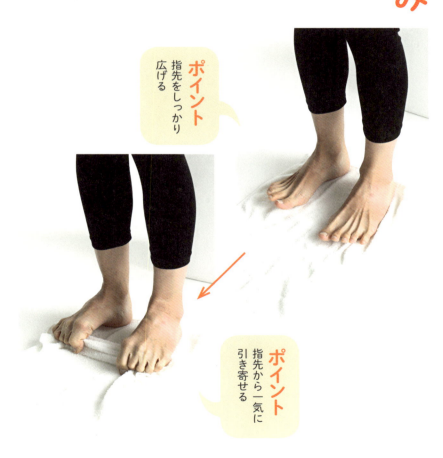

グーパー観音

おもな効能
肩こり解消、高血圧予防

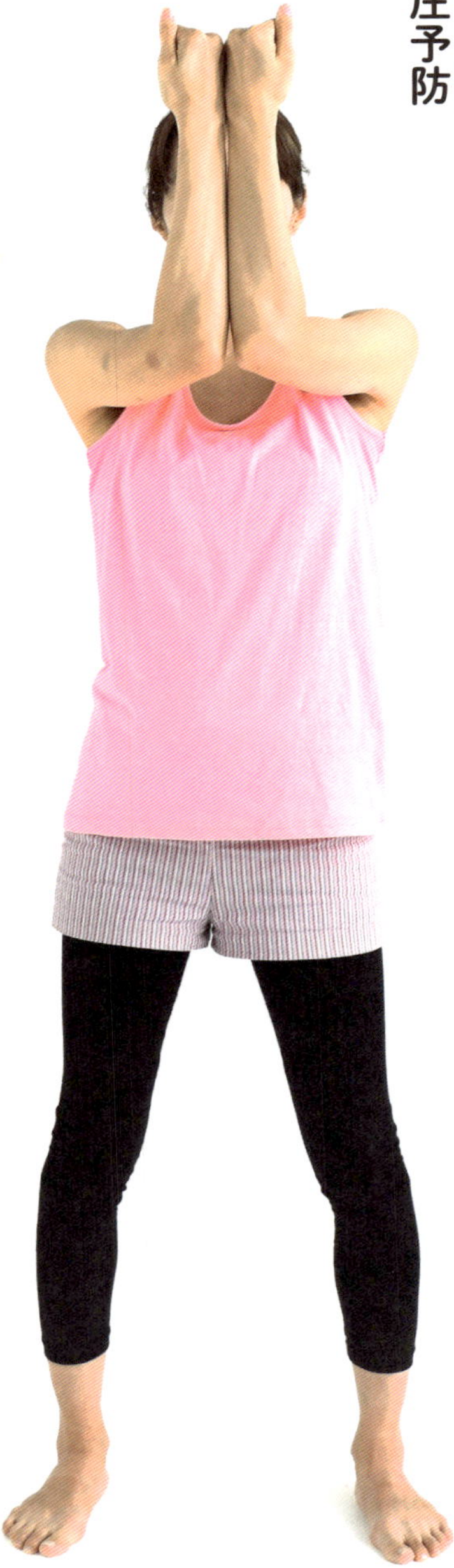

ポイント
息を吐き、できるだけ手の甲を合わせるようにしてグー

息を吐きながら、軽く手を握り、両ひじを90度に曲げ、肩の高さに上げて、ひじから手の甲まで合わせグー。ゆっくり息を吸いながら、ひじの高さをキープしたまま腕と手

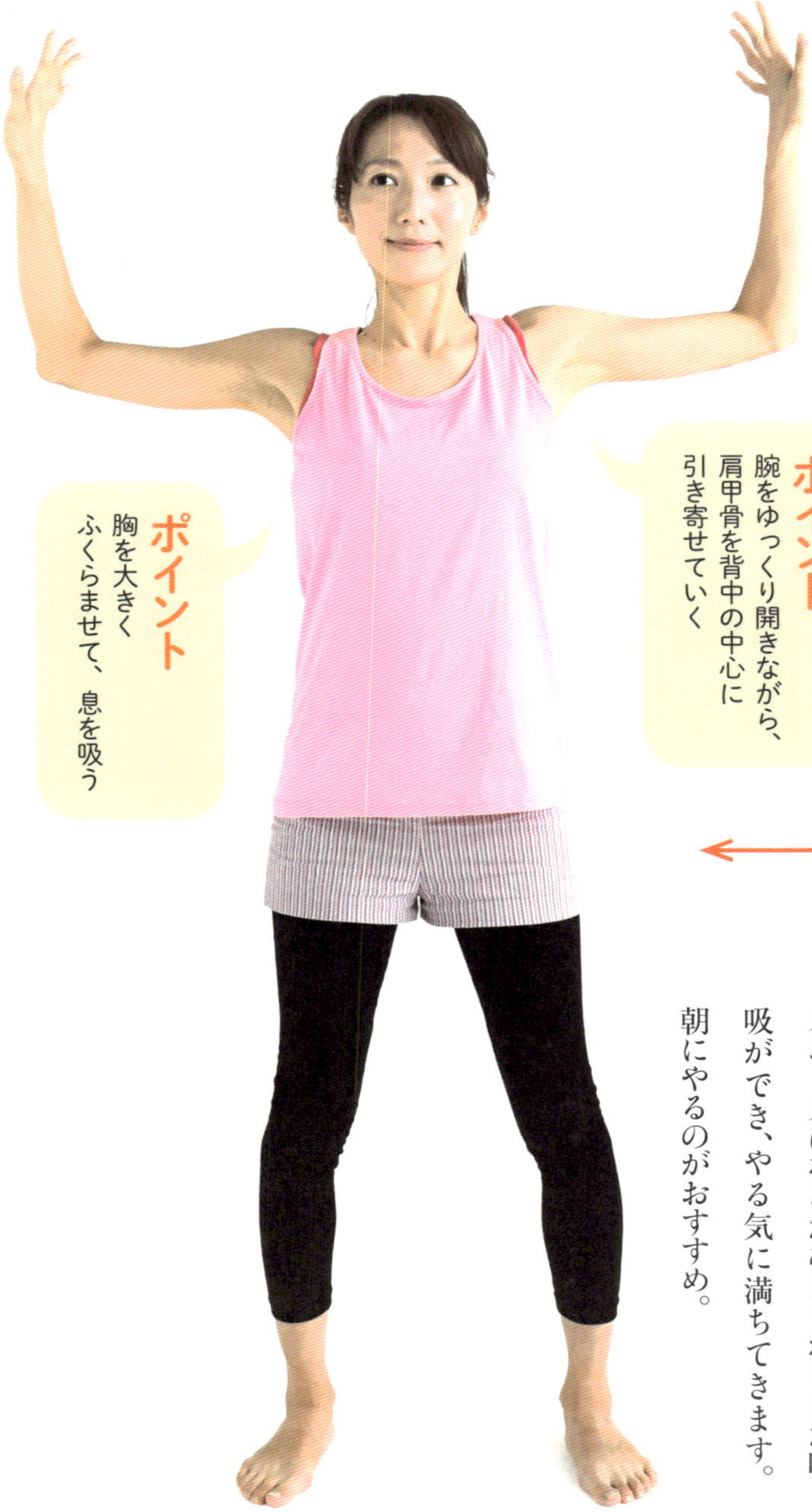
ポイント
ひじは90度に曲げ、
手のひらは外側に向ける
ポイント
腕をゆっくり開きながら、
肩甲骨を背中の中心に
引き寄せていく
ポイント
胸を大きく
ふくらませて、息を吸う

を開く。手のひらは外側に向けて。10回、行います。肩甲骨を大きく動かすと肩こり解消に。胸郭の働きがスムーズになるためしっかりした呼吸ができ、やる気に満ちてきます。朝にやるのがおすすめ。

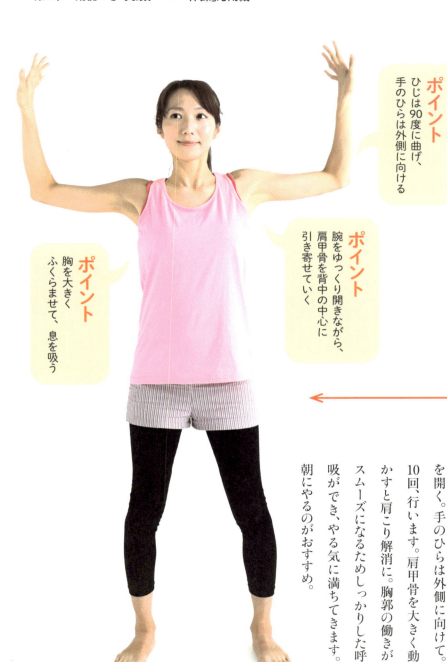

首回しグーパー体操

おもな効能
頭痛・便秘解消、首こり・肩こり解消

写真のような体勢をとり、首をゆっくり1周し、次いで逆まわし。左右交互に3回ずつ首を大きく回してください。同時に自分のペースで手を

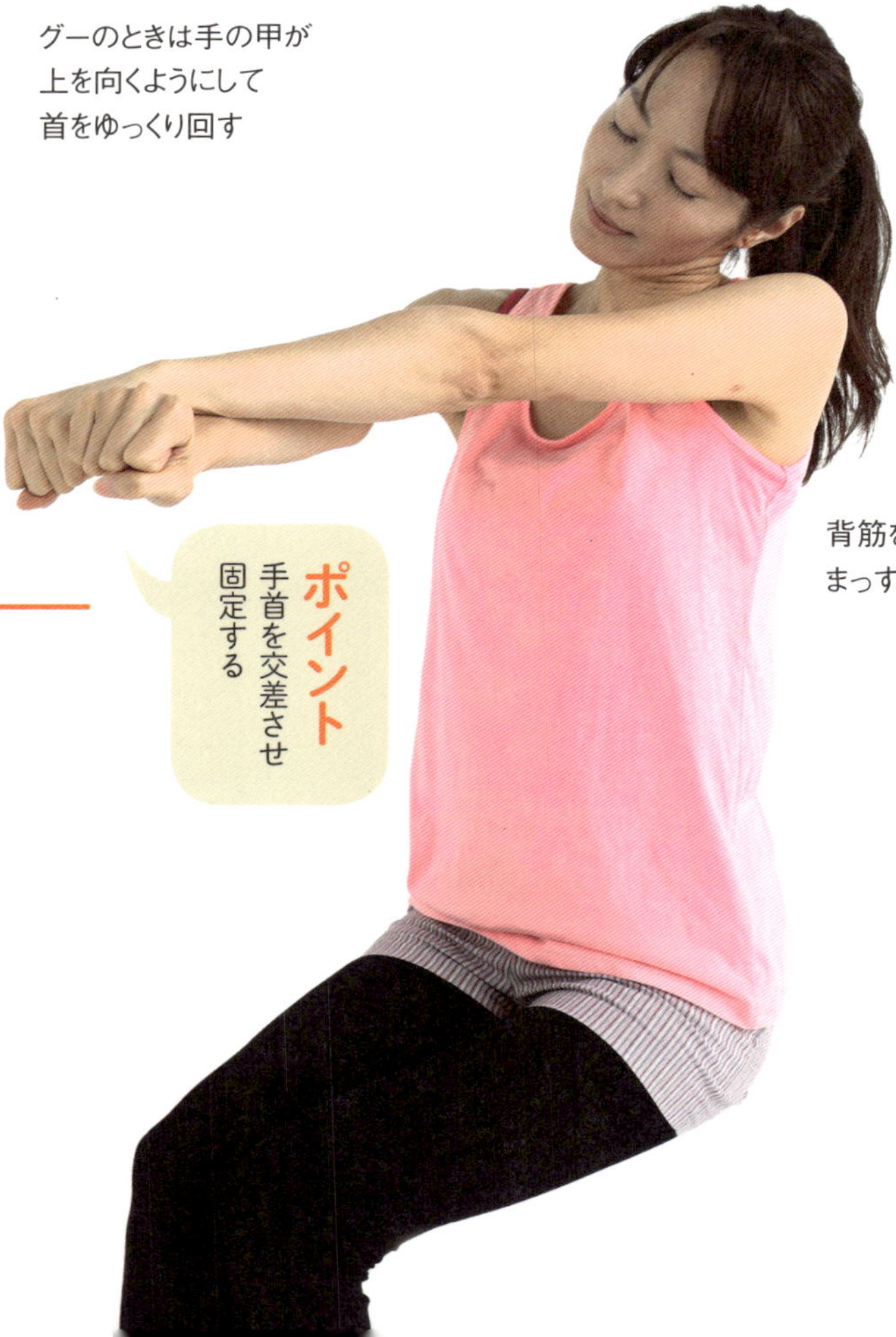
グーのときは手の甲が
上を向くようにして
首をゆっくり回す
背筋を
まっすぐにする
ポイント
手首を交差させ
固定する

グーパーさせましょう。手首を交差し固定することで、首や肩の筋肉がよくほぐれます。血流が改善し便秘解消も。

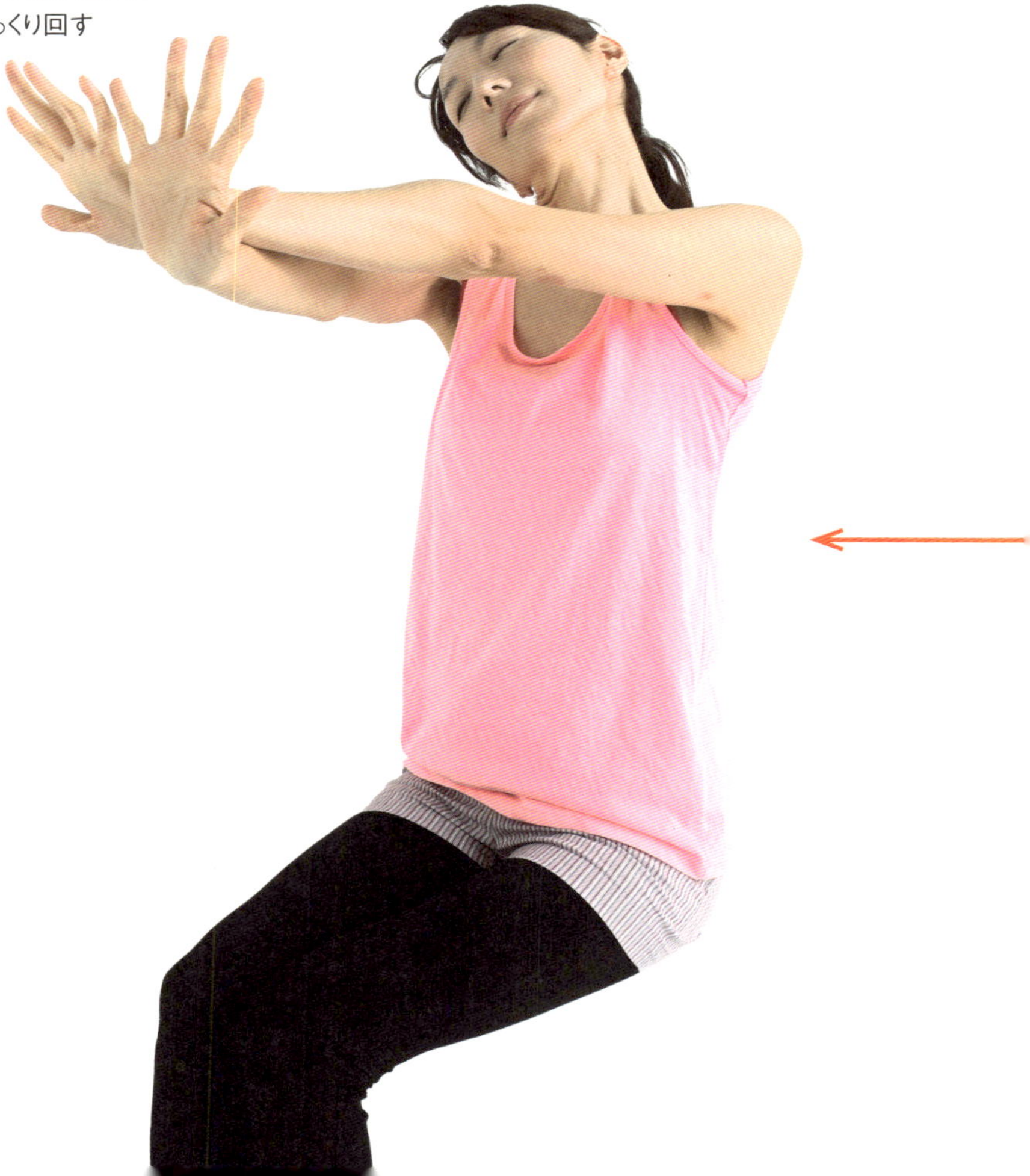

パーのときは、
手の甲が
自分に向くようにして、
首をゆっくり回す

最強のグーパースクワット

おもな効能
糖尿病予防、筋力アップ

グーパー体操をプラスした、最強の小林式スクワット。背筋を伸ばし、足を肩幅に開いて立つ。両手をまっすぐにのばしてパーをつくる。手のひらは前方に向けて。背筋をのばしたまま、ひざが１２０度程度になるまでゆっくり腰を下ろしながら手をグーに。朝晩15回ずつ行ってください。太ももの筋肉のはりを意識すると筋力アップ&全身の血流促進に。効果抜群のスクワットです。

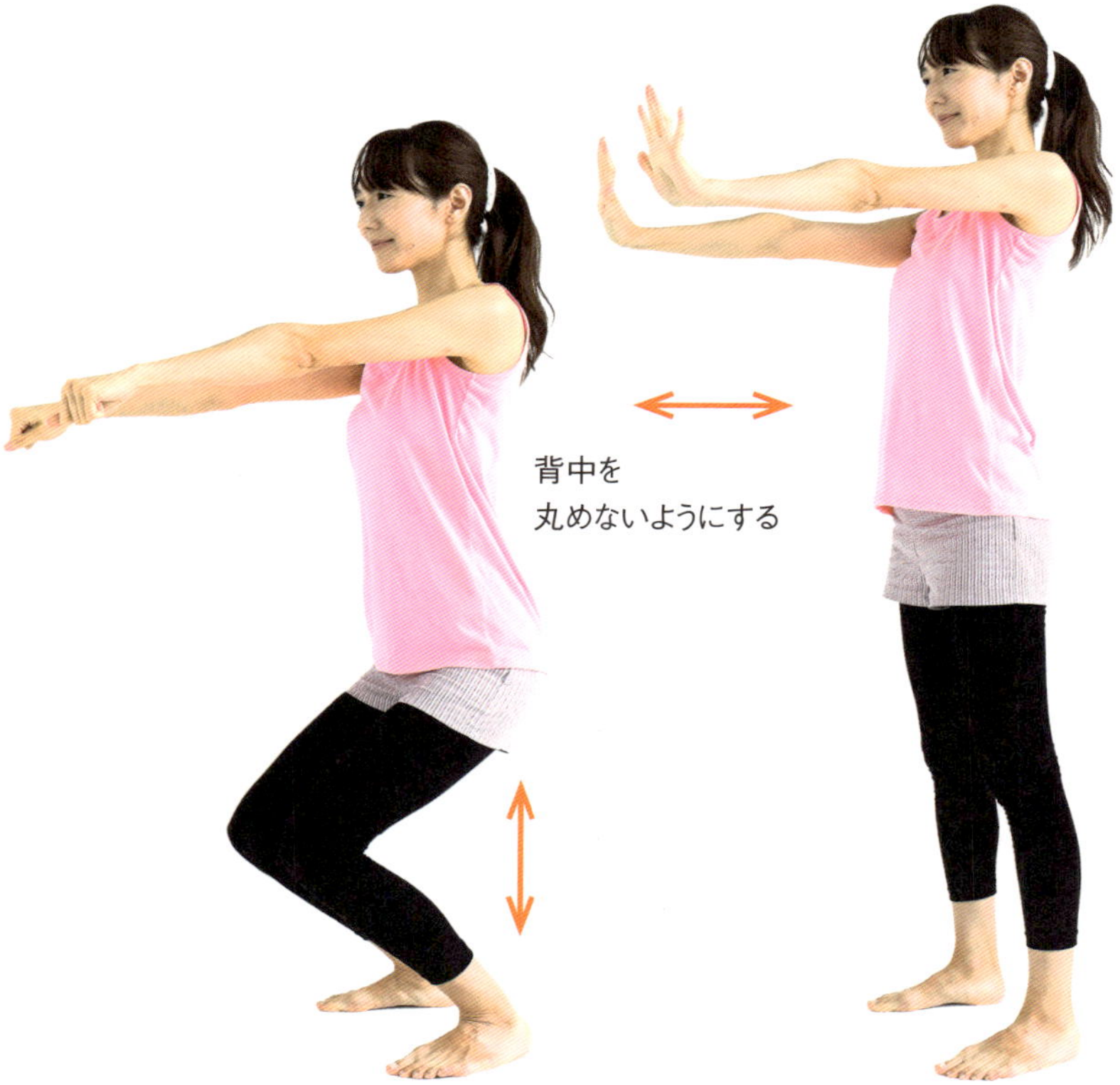
背中を
丸めないようにする
曲がったひざの
角度は 120 度ぐらい
足を
肩幅に開く

スーパーグーパースクワット

おもな効能
便秘・肌荒れ解消

右ページと同じ姿勢から、前方にのばしてパーにした手をグーにしながら、上半身を左にひねる。ひざが120度ぐらいになるまで腰を下ろしましょう。腸が刺激され、便秘、肌荒れの解消に。腸が活発に動き免疫細胞もしっかり働きます。反対側もそれぞれ朝晩15回ずつ。

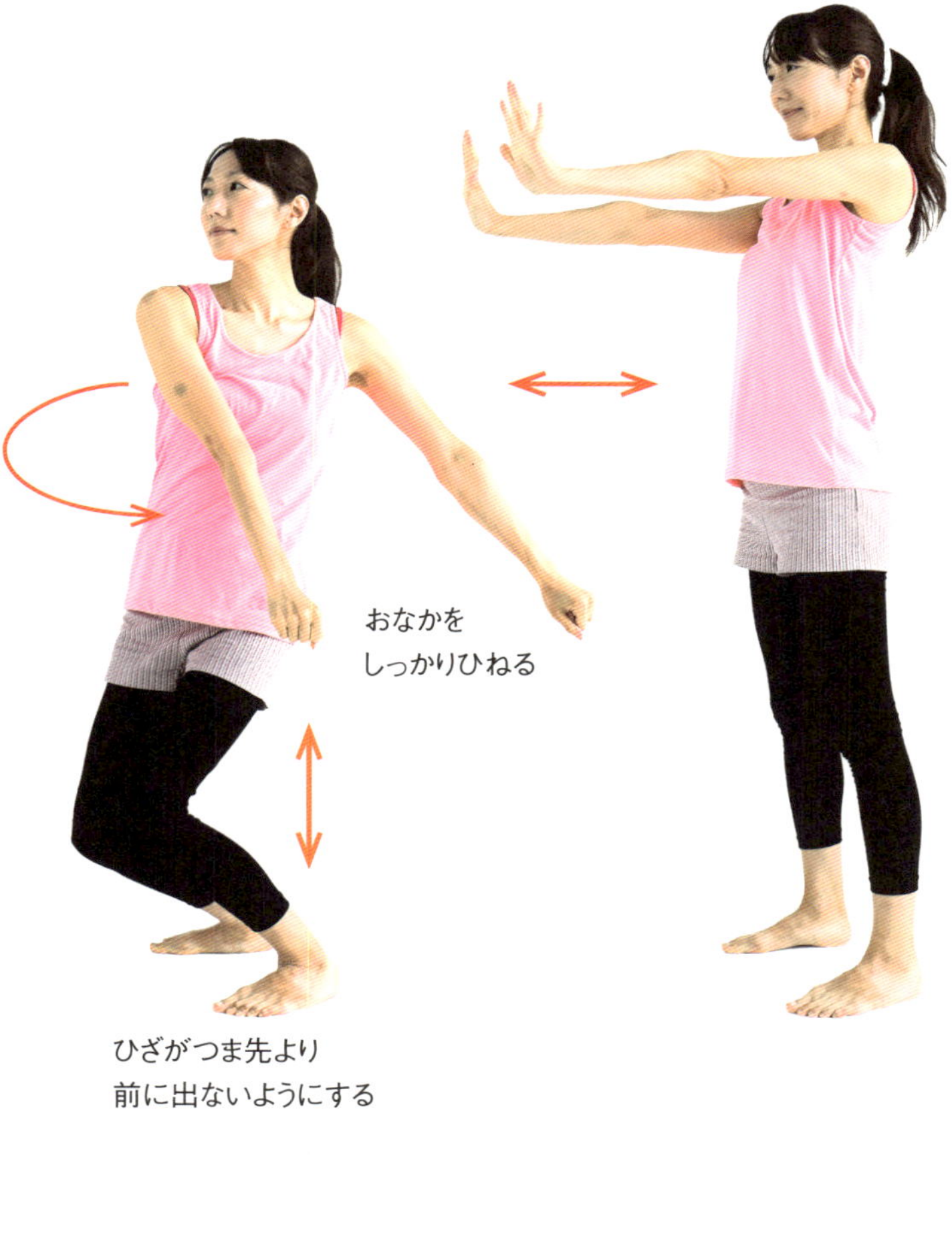
おなかを
しっかりひねる
ひざがつま先より
前に出ないようにする

さかさ自転車こぎグーパー

おもな効能
便秘・腰痛解消

あおむけに寝て、ひじを曲げずに両手を真上にのばす。自転車のペダルをこぐように、片足ずつ大きくゆっくり回転させてください。回転させている間に、一定のリズムでグ

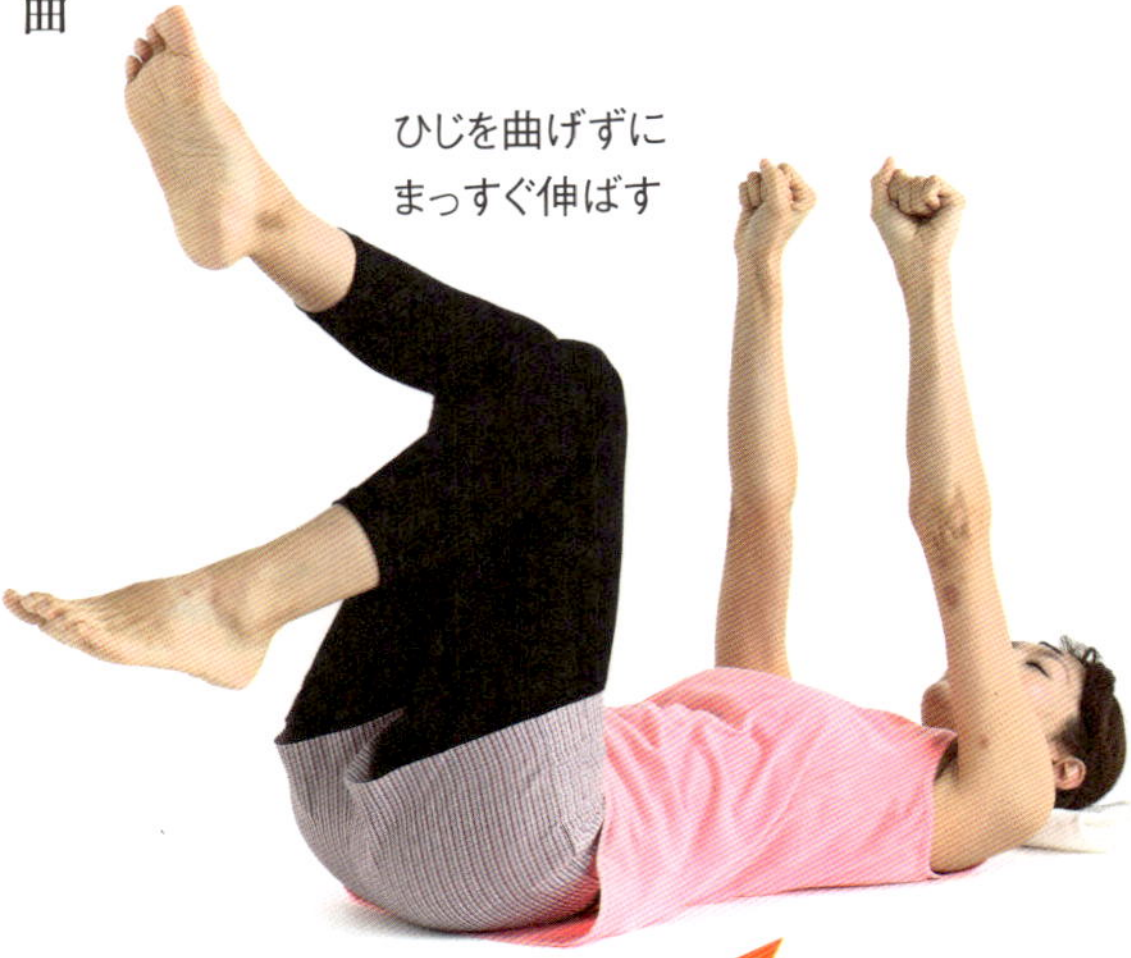
ひじを曲げずに
まっすぐ伸ばす

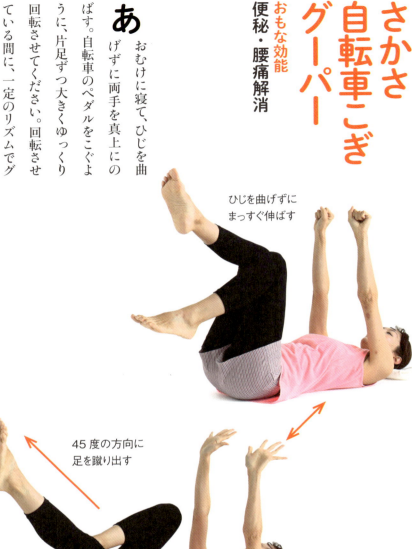

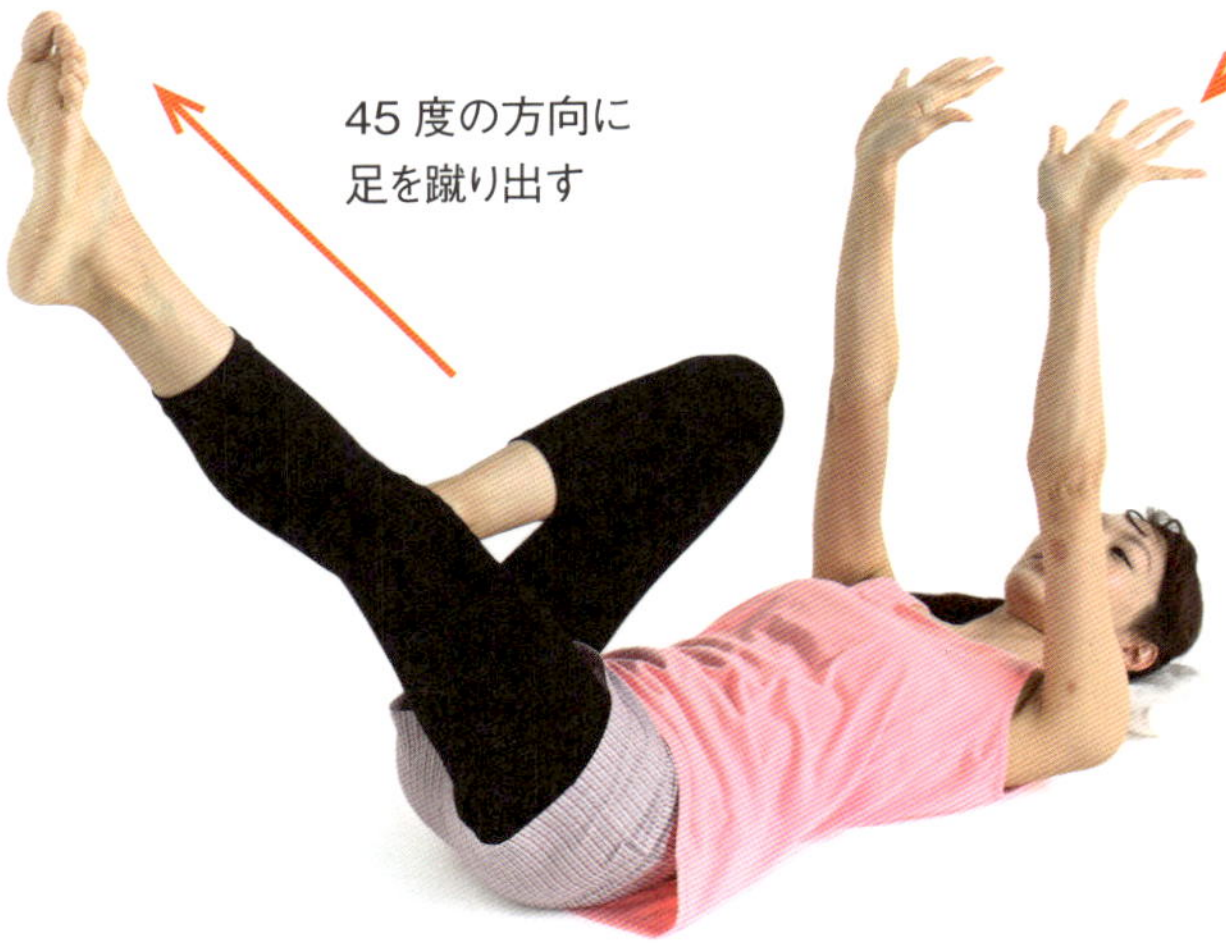
45 度の方向に
足を蹴り出す

ーパーを。最初は、45度の高さに片方ずつ蹴り出すように足を回す。片足5回ずつ。続けて、できるだけ真上(90度)の方向に足を蹴り出すつもりで、ゆっくり片足ずつ回転させましょう。片足5回ずつ。夜寝る前に行うと、腸のぜん動運動を促進する効果がアップします。腹筋や体幹が鍛えられ腰痛解消にも。

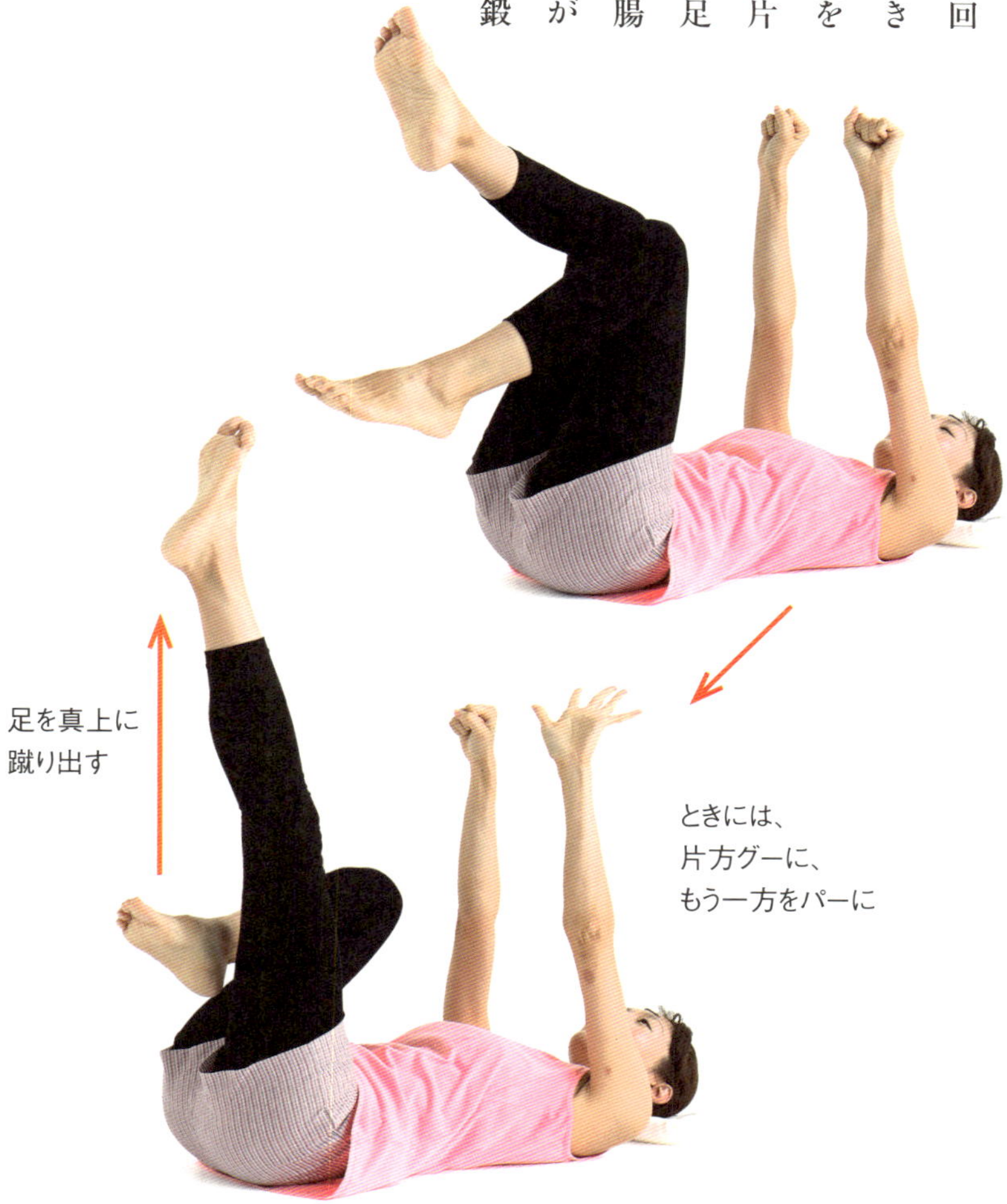
足を真上に
蹴り出す
ときには、
片方グーに、
もう一方をパーに

グーパーボクサイズ

おもな効能
肩こり・ストレス解消

肩幅に足を開いて立ち、背筋をのばす。ボクシングのファイティングポーズをイメージして、両手を軽く握る。右手をグーにしてまっすぐ前に腕

まずはグーにして
腕をまっすぐのばす。

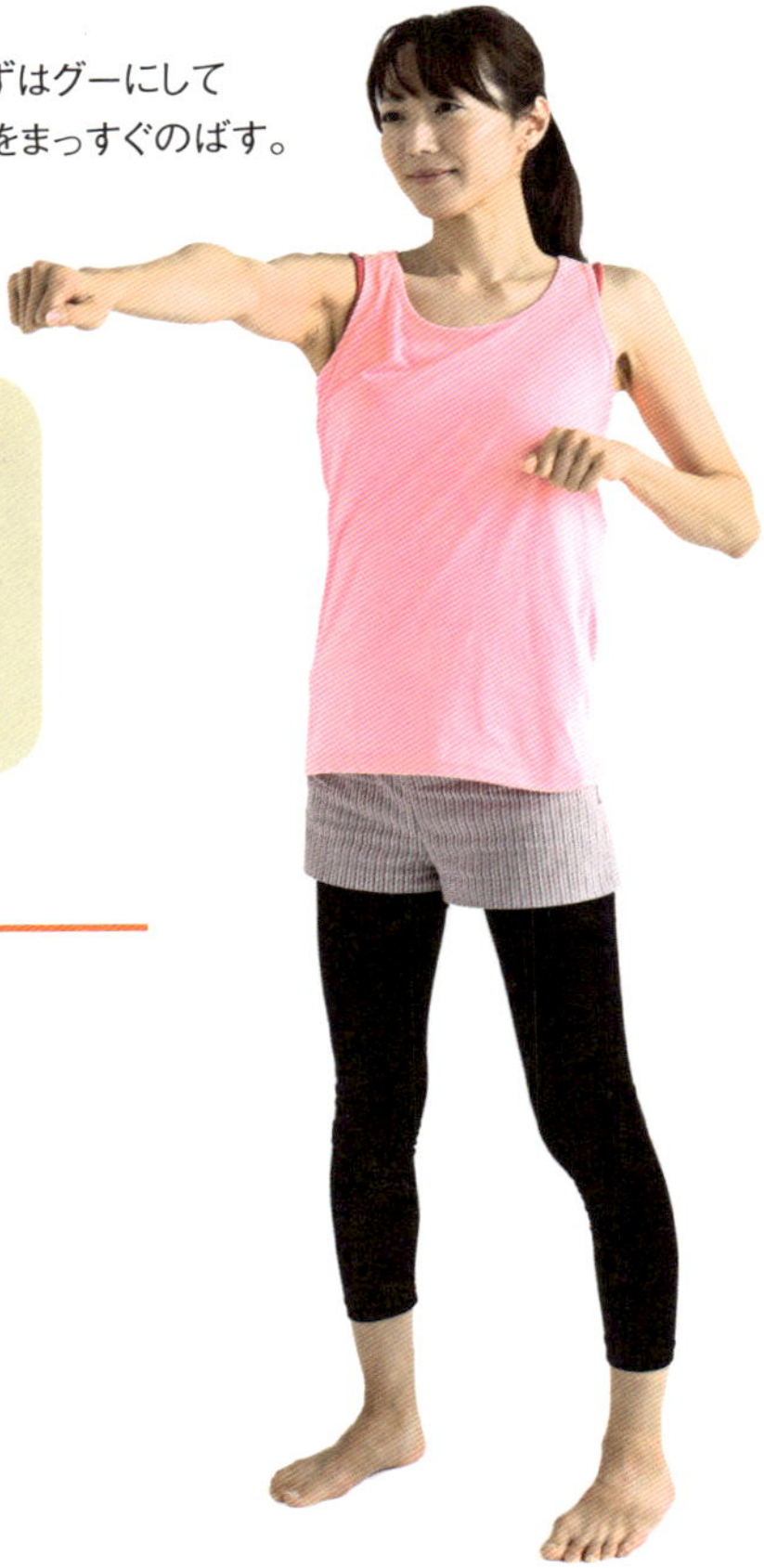

ポイント
すばやく戻すこと

引いた手は
パーに

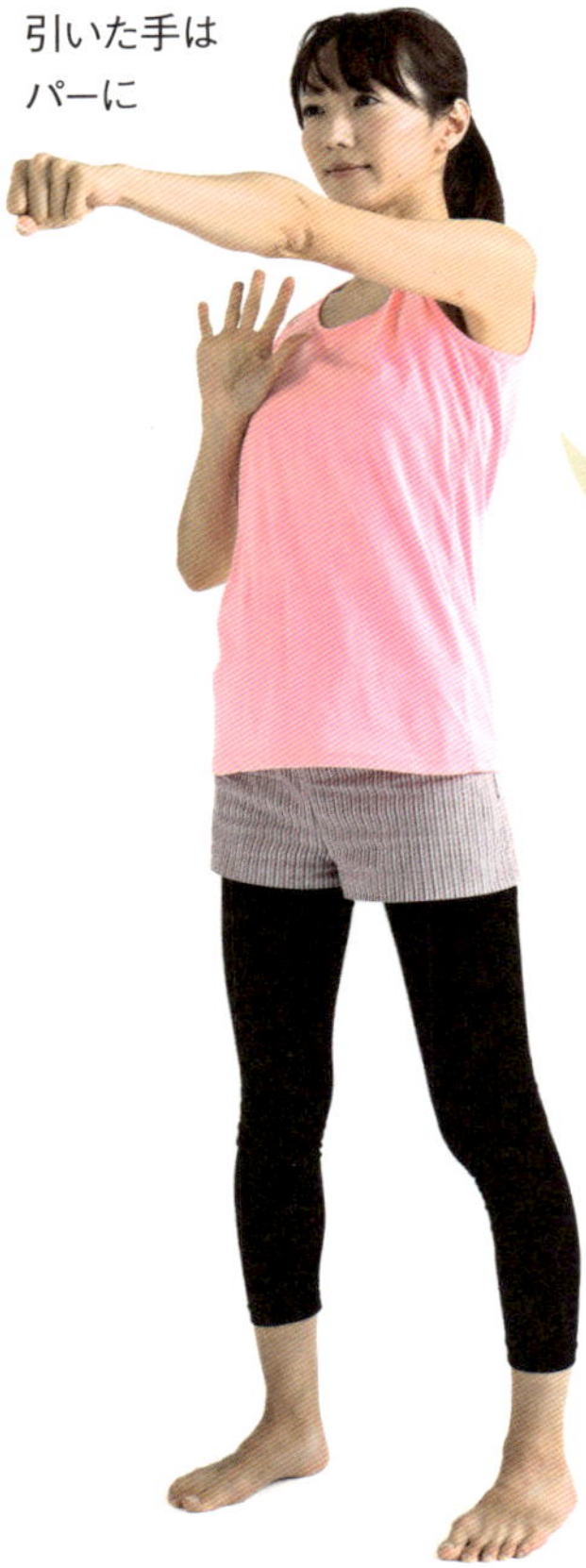

を突き出すようにする。パッと開きながら戻す。同時に左手を握って突き出す。戻すときはすばやく。左右交互に3回。次に腕をのばすときはパー、戻すときはグーの状態で左右交互に3回。手を前に突き出すときに息を吐くのが血流アップのポイント。肩甲骨、腕、腹筋などを鍛えられる。

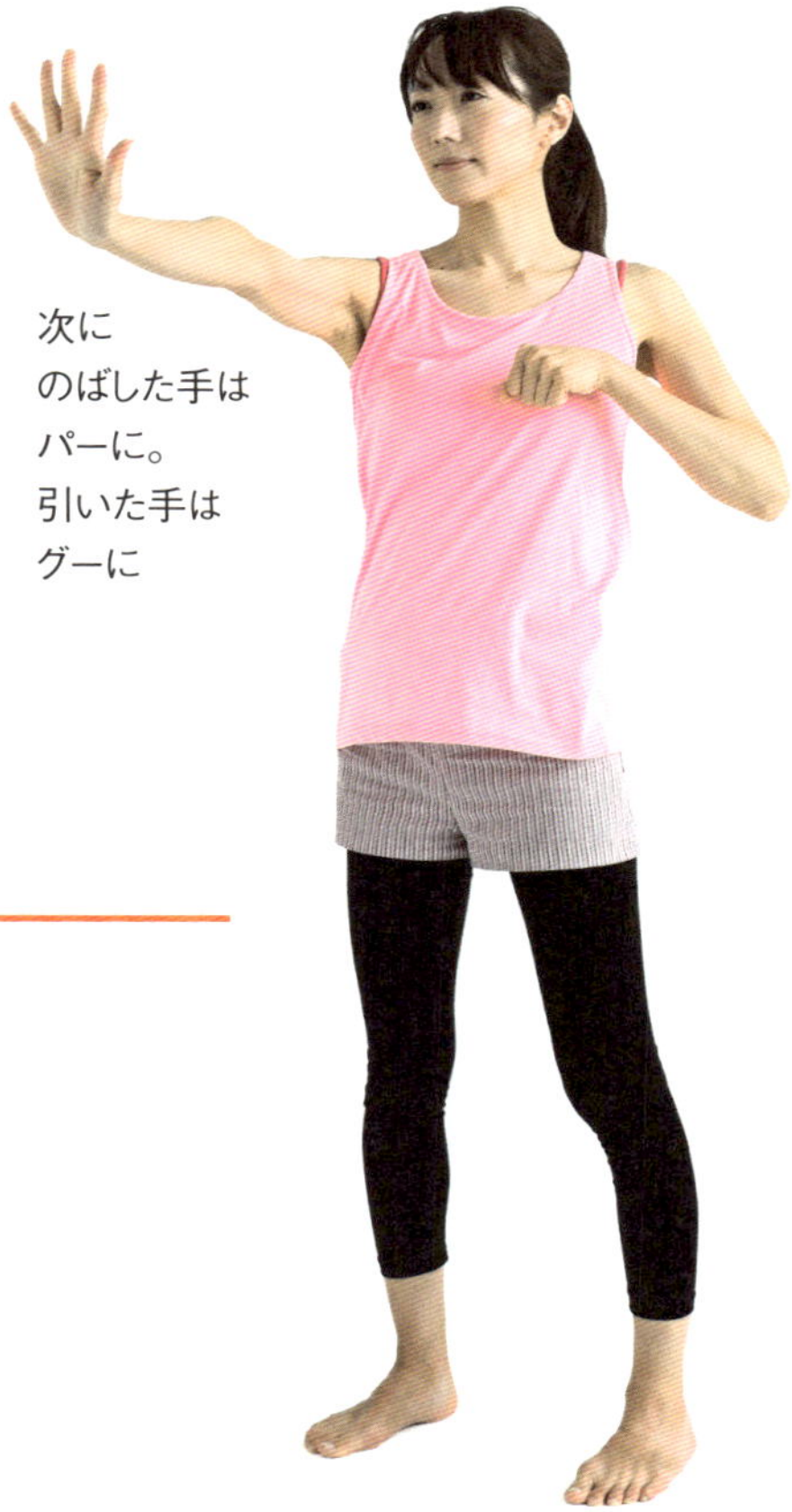

次に
のばした手は
パーに。
引いた手は
グーに

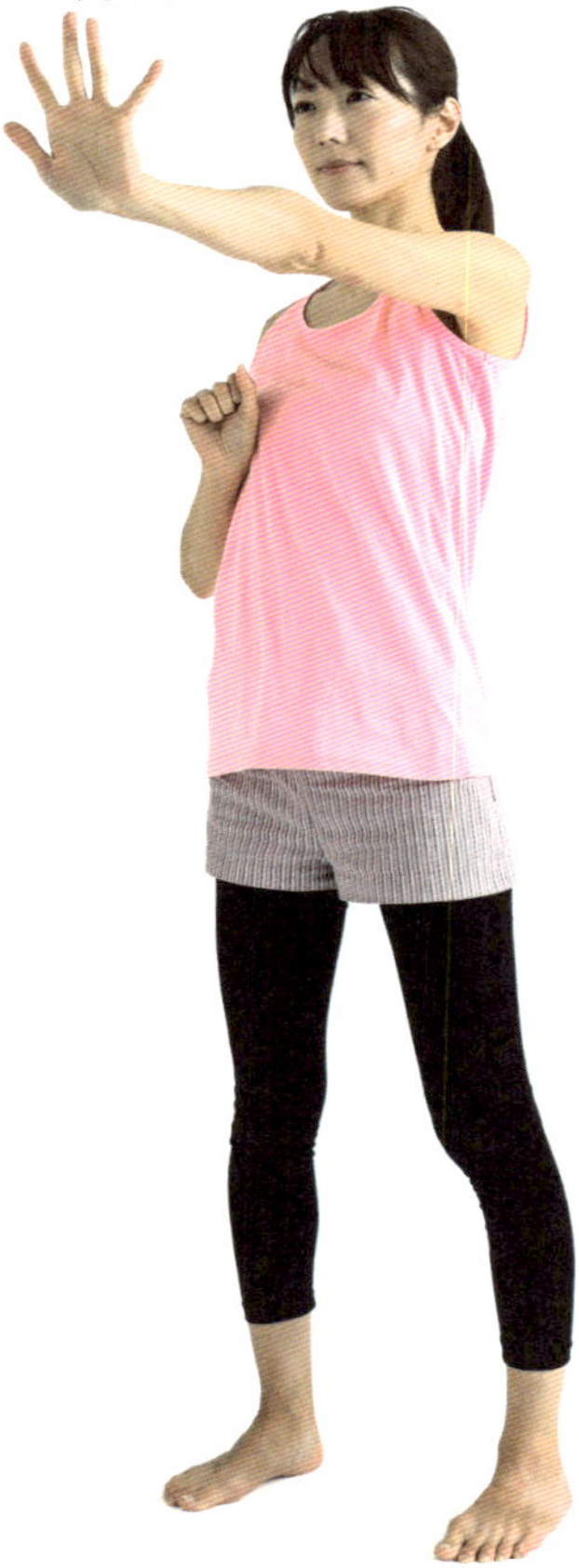

のばした手は
あごの高さで

上体ひねりグーパー

おもな効能
免疫力・代謝アップ

体内の余分な水分や老廃物を排出したり、免疫細胞を運ぶリンパ。そのリンパが流れるリンパ管が集中した「乳び槽」はお腹の中央あたりに。上体を大きくひねることで、「乳び槽」が刺激され、リンパの流れがアップ。免疫力や代謝を向上させます。

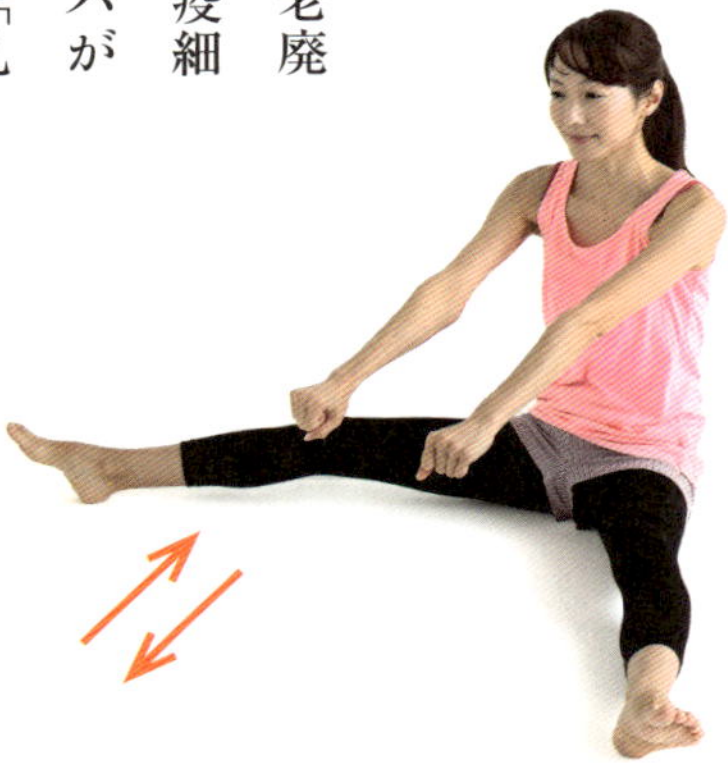

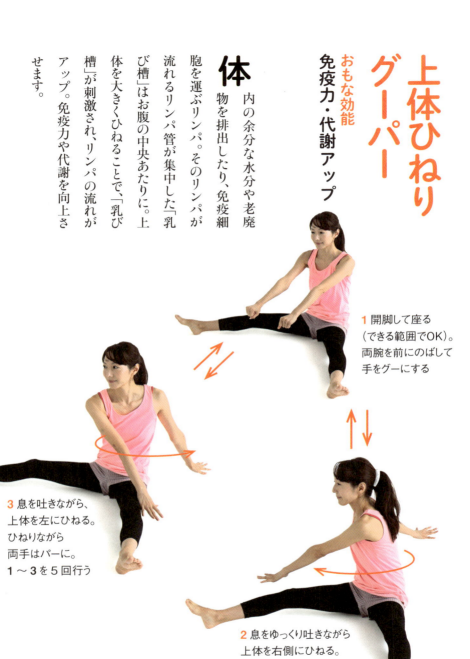

1 開脚して座る（できる範囲でOK）。両腕を前にのばして手をグーにする

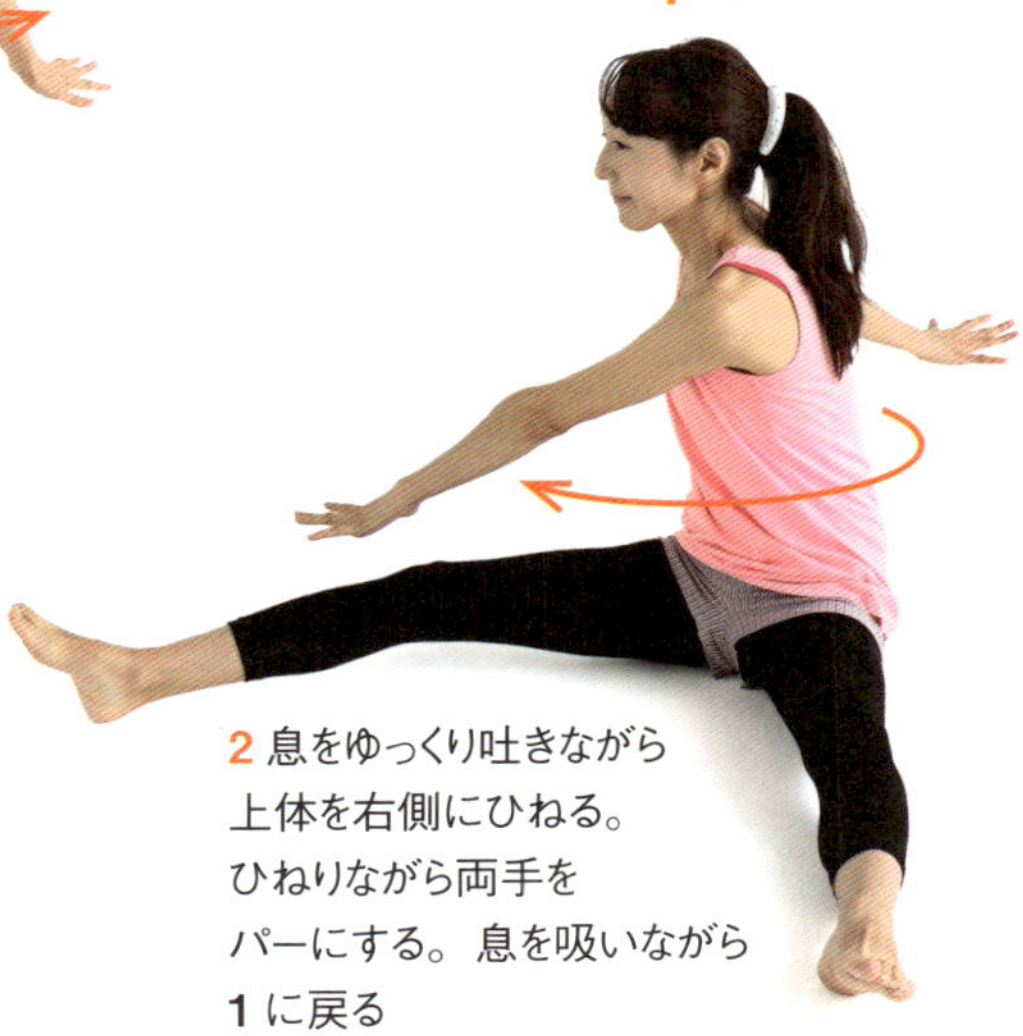

2 息をゆっくり吐きながら上体を右側にひねる。ひねりながら両手をパーにする。息を吸いながら1に戻る

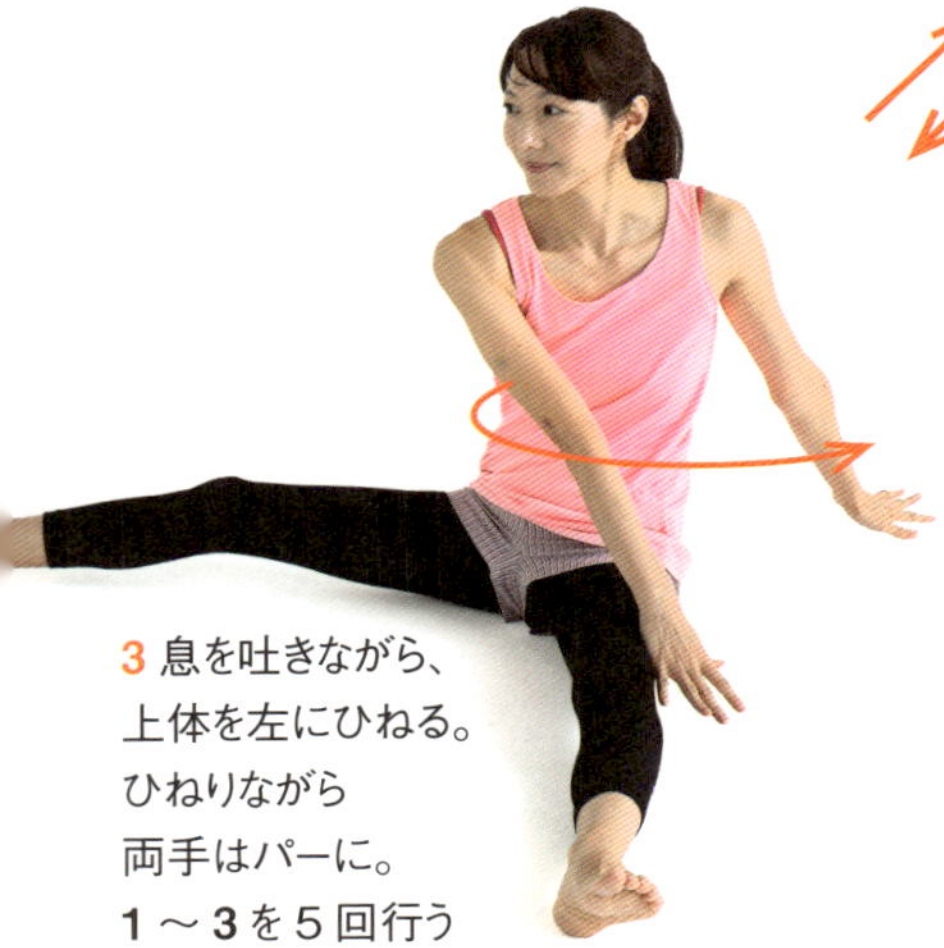

3 息を吐きながら、上体を左にひねる。ひねりながら両手はパーに。1～3を5回行う

緊張&脱力

おもな効能
リラックス効果、高血圧予防

肩幅に足を開いて立ち、ゆっくり息を吸いながら手をグーにして両腕を頭上に突き上げます。全身がのびていることを確認したら、一気に力を抜いてください。手はゆるく開いたパーにして、太ももの横に。10回行う。全身の血流改善、ストレス解消で高血圧予防効果大です。

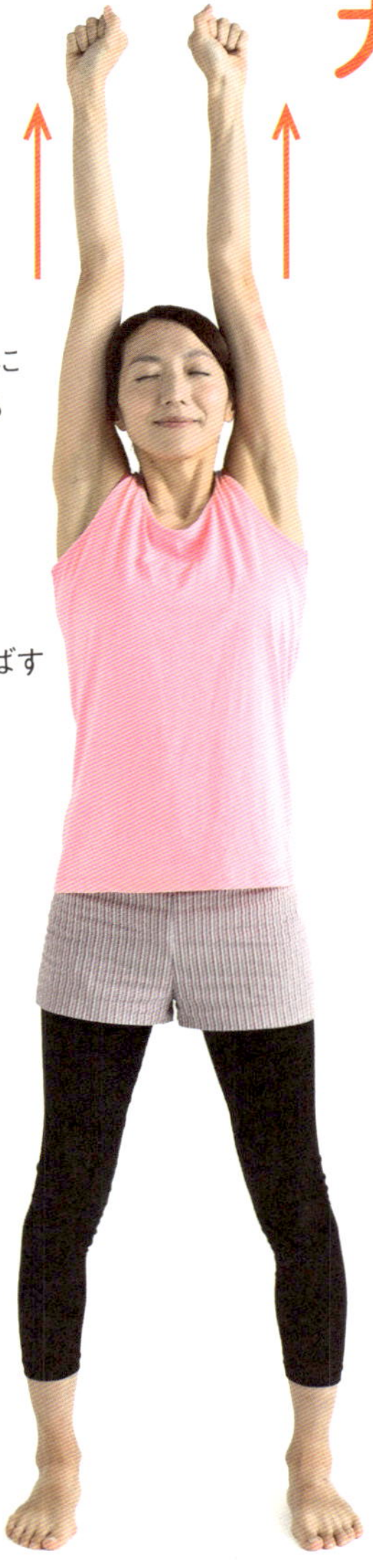

糸で
引っぱられるように
グーを突き上げる

脇腹を
しっかりのばす

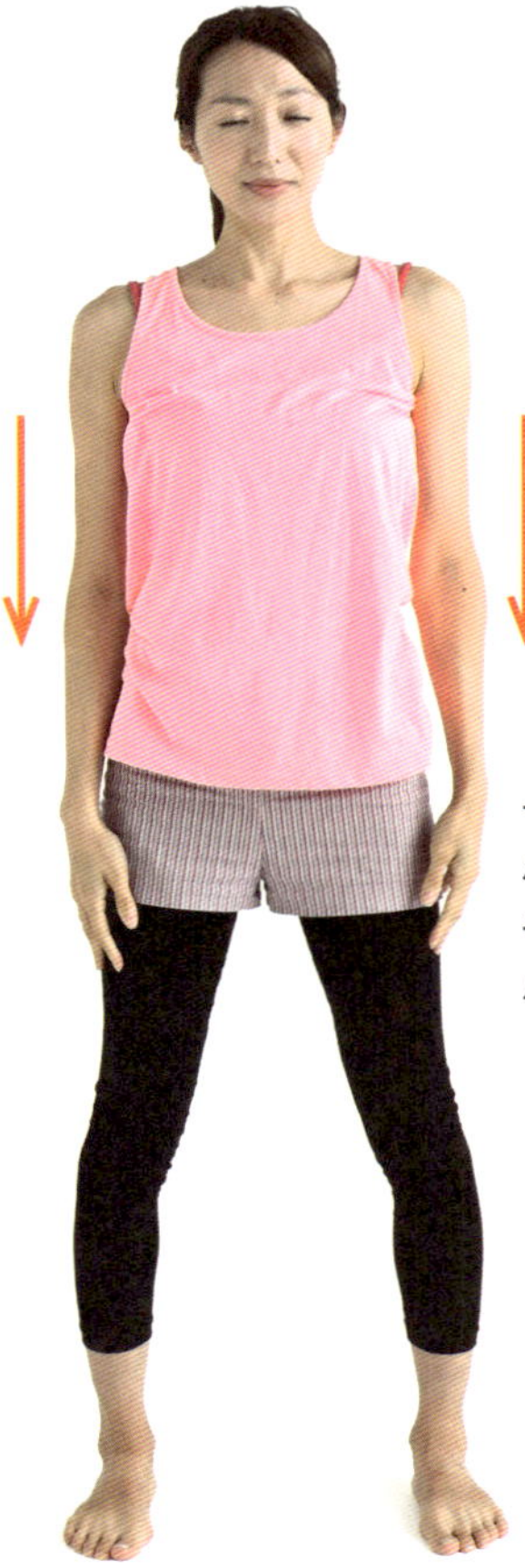

一気に力を抜いて
バタッと腕を落とす。
そのとき、手のひらは
パーに

瞑想グーパー

おもな効能
疲労回復、不安解消

椅子に座り、背筋をのばして胸を大きく張る。目を閉じて、両手を胸の前で、パーにして合わせましょう。3〜4秒

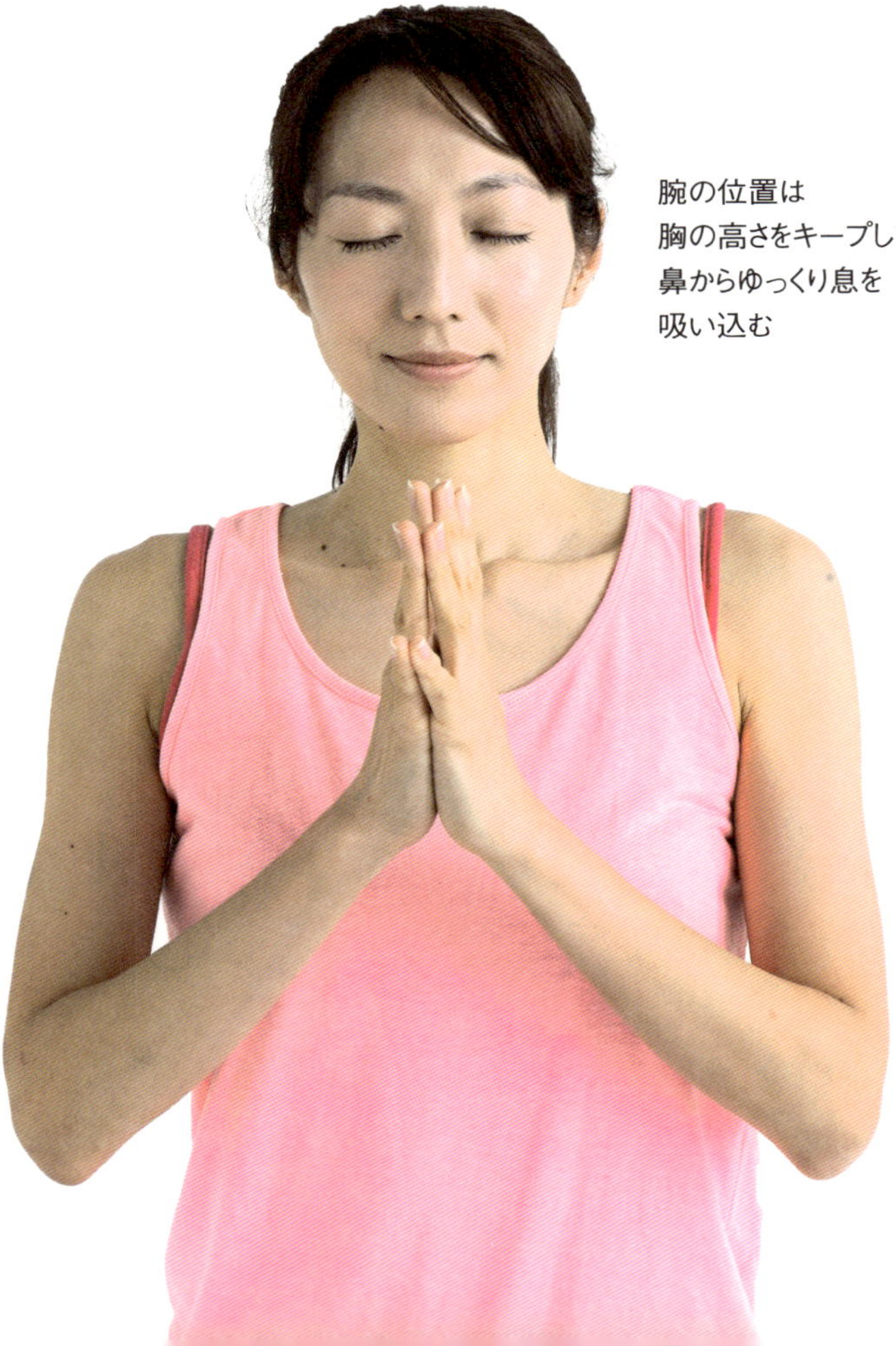

腕の位置は
胸の高さをキープして
鼻からゆっくり息を
吸い込む

かけてゆっくり鼻から息を吸う。酸素が手のひらまで届いているイメージで。今度は、両手を軽く握ったグーの形にして、6〜8秒かけて口から息を吐きます。10回行います。

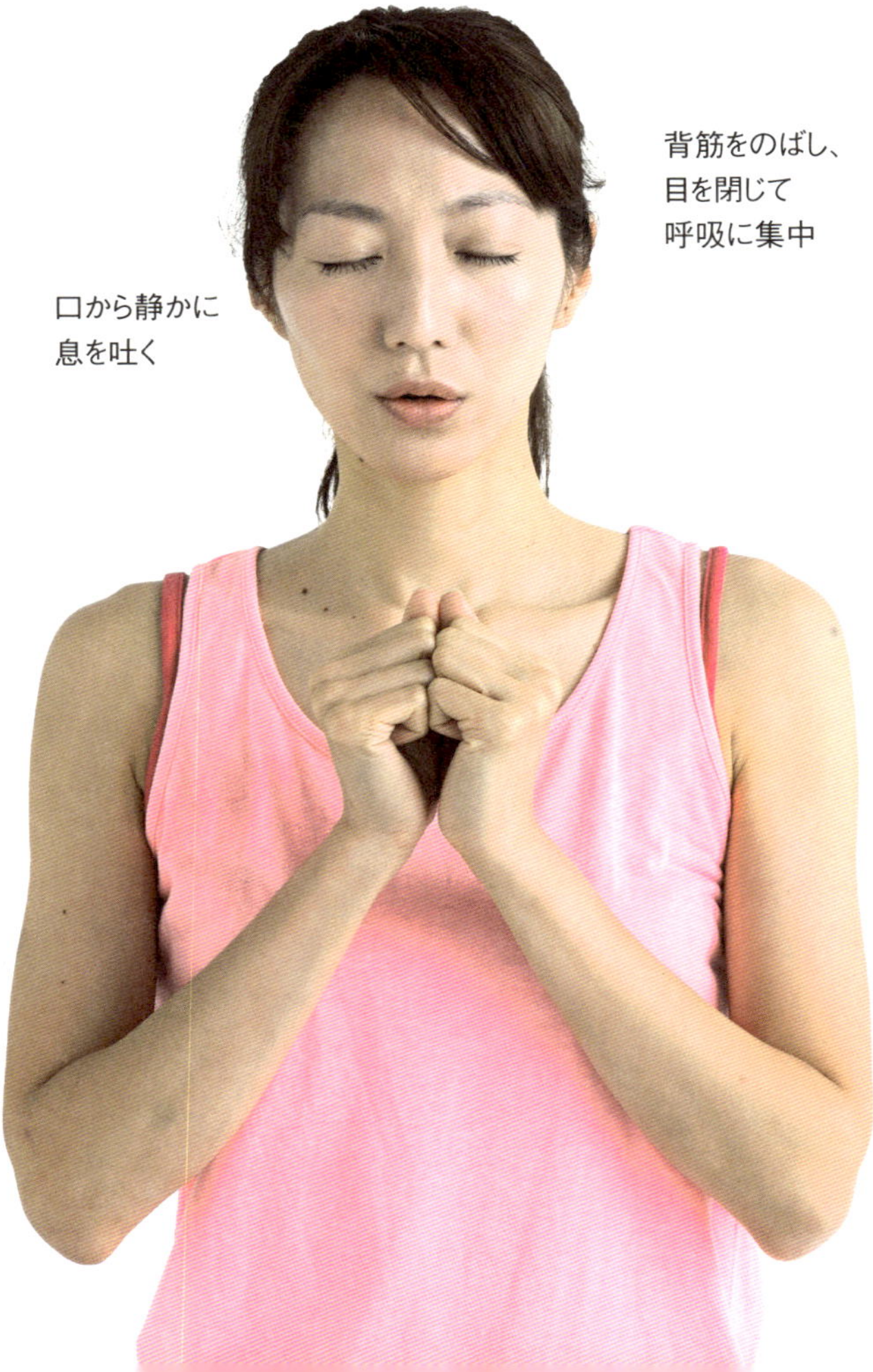

背筋をのばし、
目を閉じて
呼吸に集中

口から静かに
息を吐く

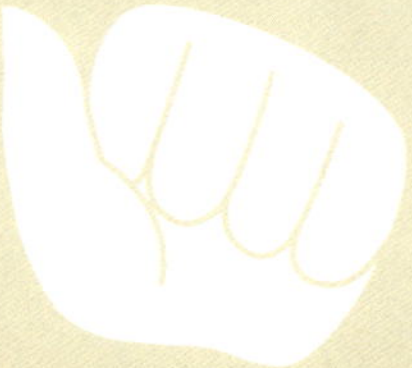

具だくさんの みそ汁ファーストで 糖尿病予防

みそには、がん予防や免疫力アップなど優れた健康効果があります。とくに色素成分「メラノイジン」という抗酸化物質は食物繊維のような働きをして、腸内の善玉菌を増やしてくれます。このメラノイジンを効果的に摂取できるのがみそ汁。具として最適なのはミネラル類が豊富な青菜や大豆製品、海藻など。具を多種類にするのがポイントです。そして重要なのが「みそ汁ファースト」。食事の際に先に野菜を摂取すると血糖値の上昇を抑えられるのと同様に、みそ汁を最初に飲むことです。血糖値が上がりにくくなり、糖尿病予防になります。

第4章

あわせてやってみよう!

グーパーの効果を高める健康法

腸内をきれいにして、認知症予防

グーパーウオーキングを習慣に

Ｐ42で紹介したグーパーウオーキングは全身の血流量を増加させるので、認知症予防に効果的だと考えています。

発展型として、握るときに人さし指から小指の順に握ってみたり、逆に小指から人さし指の順に握ってみましょう。さらに、振り上げた手のひらを上に向けたり、下に向けたりすると腕や手の関節の可動域が広がります。これらの動きは効果的に血流をアップさせます。

認知症で最も多いアルツハイマー型については、運動によって発症を減らせることもわかっています。

とくに40～65歳の「中年期」における運動が重要です。

米国ボストン大学などの研究チームが、平均40歳の１５００人に対し、ランニングマシンを使って、心拍数が一定の数値に達するまで走る運動を測定。それから20年後に再度、同じ運動測定を行い脳の状態をＭＲＩ（磁気共鳴断層撮影装置）で調べました。

その結果、20年後のランニングマシンの運動で成績が悪くなった人は、よかった人に比べて、脳の老化が1年分も進んでいることが判明。とくに心疾患の症状があったり、高血圧の薬も飲んだりしている人は、脳の萎縮が2年分も進んでいたというのです。

これは運動することで全身の血流が改善され、より多くの酸素が脳に運ばれることで認知力の低下を防いでいる証拠です。

地中海食を取り入れる

もうひとつ認知症予防の有力な方法を紹介します。

認知症と腸内細菌には深い関わりがあります。つまり、脳細胞が破壊される引き金として、腸内環境が大きく関与しているのです。

近年、腸内細菌が、脳の機能に影響を及ぼしていることを検証する研究もさかんに行われています。認知症の患者の腸内細菌を調べたところ、悪玉菌が多く、善玉菌が少なかったという研究報告もあるのです。

脳を元気にさせる腸内フローラ（顕微鏡でのぞくと花畑のように見える腸内細菌）をつくるには、乳酸菌やビフィズス菌などの善玉菌がたっぷりの発酵食品を多くとることが最善です。この善玉菌について最新の研究では、1種類よりも、数種類の善玉菌を同時にとったほうが効果的という報告があります。同時に摂取することで、それぞれの善玉菌が、競い合うようにして、勢力を広げていく、とイメージしてもらえばいいでしょう。

また、世界一ヘルシーと言われ、イタリアやギリシャなどの地中海沿岸で食べられている「地中海食」にも認知症を予防するヒントがあります。

ポイントになる食材は、フラボノイドを含んで抗酸化作用があるナッツ類と、オリーブオイルです。

オリーブオイルとナッツを効果的に

スペインのバルセロナ大学病院などの研究チームは、平均年齢66・9歳の男女447人を3つのグループに分けて、それぞれ認知機能を比較しました。

1週間で、合計1ℓのオリーブオイルを加えて地中海食を食べたグループ、同じく地中海食にナッツ（クルミ、ヘーゼルナッツ、アーモンド）を1日30g増やしたグループ、さらに、普通の食事のグループの3グループです。

その結果、オリーブオイルをプラスしたグループでは、注意力や思考をつかさどる前頭葉の機能や全体的な認知機能が改善。また、ナッツを増量したグループは、それに加えて記憶力が維持できていたというのです。

オリーブオイルには、ポリフェノール「オレオカンタール」が含まれ、アルツハイマー病の予防に効果があるとされています。また、ナッツ類は、認知症予防との関わりが深いとされるマグネシウムを多く含有しています。

多種多様な発酵食品にナッツ類、そしてオリーブオイルにより腸内環境を整えることで、認知症の予防につながるのです。

高血圧予防は〝減〟調味料生活で

普段から、グーパー体操をすることで血管のポンプ機能を刺激していれば、病気のリスクを下げることができます。とくに生活習慣病の予防には、グーパーが有効です。

予備群を含めると1千万人以上がいるという高血圧は、日本でもっとも患者数が多い生活習慣病です。

高血圧になると、やがて動脈硬化を発症します。動脈硬化は本来、加齢に伴って起こる血管の老化現象です。ところが、血圧が高い状態が続くと、血管に過度の負担がかかり、年齢に関係なく発症します。

動脈硬化が進行すると、血管の内壁が傷つき、血栓（血の塊）ができやすくなります。

そのため、突然死することもある脳梗塞や心筋梗塞など、重篤な病気の発症リスクを高めるのです。最近では、血管性認知症や骨粗しょう症などを引き起こす可能性が高くなることも明らかになっています。

塩分を減らす

高血圧には、塩分が関わっていることはよく知られています。
これは、血液中の塩分濃度が高くなると、適正な濃度に保とうと、血液中に水分が増えるので、血液量が増加。血管に圧力がかかり、高血圧になるのです。

日本人は諸外国に比べて食塩摂取量が多く、女性の1日あたりの食塩の平均摂取量（'17年）は9・6g、男性で10・8g。世界基準の5gと比べると、まだまだ高い値です。
その塩分の摂取源でもっとも多いのが調味料です。しょうゆ、みそ、食塩、ソースなどを合わせた調味料が全体の4割を占めているのです。

調味料を購入したり料理に加えたりする際に、なるべく減塩表記のある商品を使い、味つけを塩味ではなくうま味で代用する。そんな発想が必要になるでしょう。

冷蔵庫においておくだけでできる、「簡単だし」の作り方をお教えします。

①麦茶などを作る水出し用のポットを用意する。煮干しと昆布を適量、用意する。

②ポットの中に水と一緒にだしの材料を入れる。冷蔵庫に一晩おいておく。

干しシイタケや無添加の粉末だしパックを入れても、うま味たっぷりのだし汁がとれます。塩分を減らす〝減〟調味料生活で高血圧予防をしましょう。

足のグーパー（P38）も、高血圧の予防におすすめです。

下半身の血液が心臓に戻るとき、脚の筋肉の間を走る静脈を通ります。足のグーパーでふくらはぎが大きく伸縮することで、血流が一気に改善します。その刺激により血管の内壁から一酸化窒素という物質が分泌されるのです。

この一酸化窒素には、血管をしなやかにする作用があります。本来の血管の弾力を取り戻すことで、血圧が高くなるのを防ぎます。

がん予防――骨をたたき、こすって免疫力を高める

骨ホルモンの分泌を促す

基本のグーパー体操は免疫力をアップし、がん予防に効果的です。

健康な人の体でも、1日に5000個のがん細胞ができるといわれています。

できたばかりのがん細胞が、それ以上増殖しないように退治してくれるのが免疫細胞。

とくに、ナチュラルキラーT細胞は、異常ながん細胞を見つけて死滅させる重要な免疫細胞です。この免疫細胞は、血液やリンパ液の流れにのって全身を回っています。毛細血管を含め全身の血流が改善すれば、免疫細胞がくまなくがん細胞を殺してくれるのです。

免疫力は、20代がピークで、50代になると、その半分に落ちるといわれています。

そこで注目されているのが、近年、さかんに研究が進められている「骨ホルモン」です。

骨の組織には、古くなった骨を溶かす「破骨細胞」と、血液からカルシウムを取り込み新たな骨を作る「骨芽細胞」があります。

この骨芽細胞は、骨を作るだけでなく、ホルモンを分泌していることがわかっていました。ここ数年で、その骨ホルモンが血流にのって全身を巡り、さまざまな臓器で〝活躍〟をしていることが明らかになったのです。

とくに、骨ホルモン「オステオポンチン」は、骨髄の造血幹細胞の機能を若返らせることがわかっています。造血幹細胞は血液だけでなく免疫細胞も作ります。この骨ホルモンが分泌されることで免疫力がアップ。がんや肺炎、感染症などさまざまな病気を予防するのです。

ところが骨芽細胞は、加齢や女性ホルモンの減少により、働きが鈍くなる性質があります。

そんな骨ホルモンの分泌を促すカギが骨芽細胞の活性化です。

骨芽細胞を活性化させるポイントは骨への刺激です。その刺激により、骨を作らなければと骨芽細胞がしっかり目覚めるのです。

骨ホルモンは、骨のなかでも長い骨から多く分泌されることが明らかになっています。

つまり腕の上腕骨や太ももの大腿骨、量が多い肋骨への刺激が重要なのです。

大腿骨への刺激は、Ｐ64の「最強のグーパースクワット」が効果的です。
また、私のおすすめは骨を刺激する「腕たたき」と「肋骨ごしごし体操」です。

腕たたき

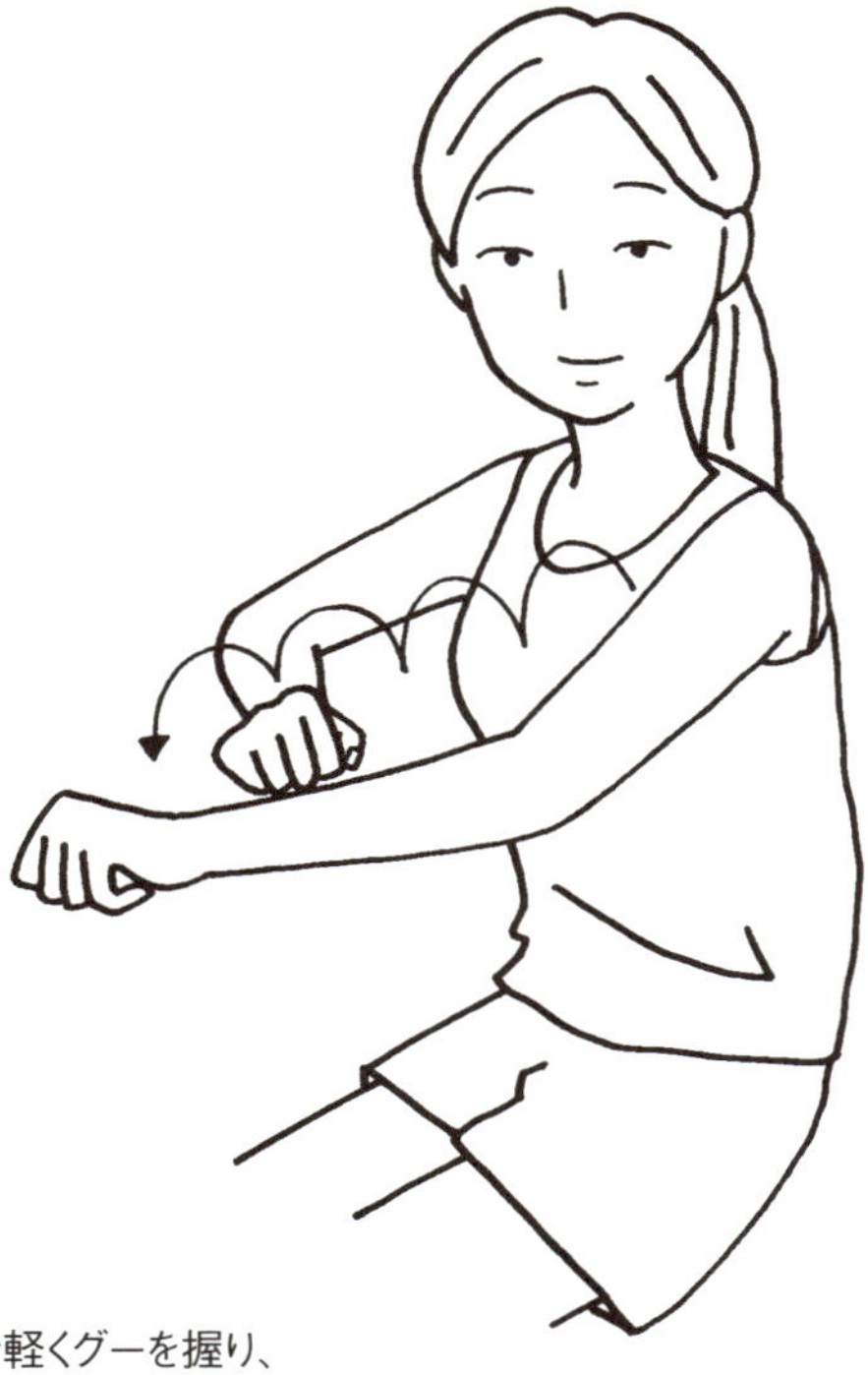

片手で軽くグーを握り、
もう片方の腕全体をリズミカルに30秒間、
たたいていくだけです。これだけでも、
骨の骨芽細胞が活性化し、
骨ホルモンがたくさん出てきます。

肋骨ごしごし体操

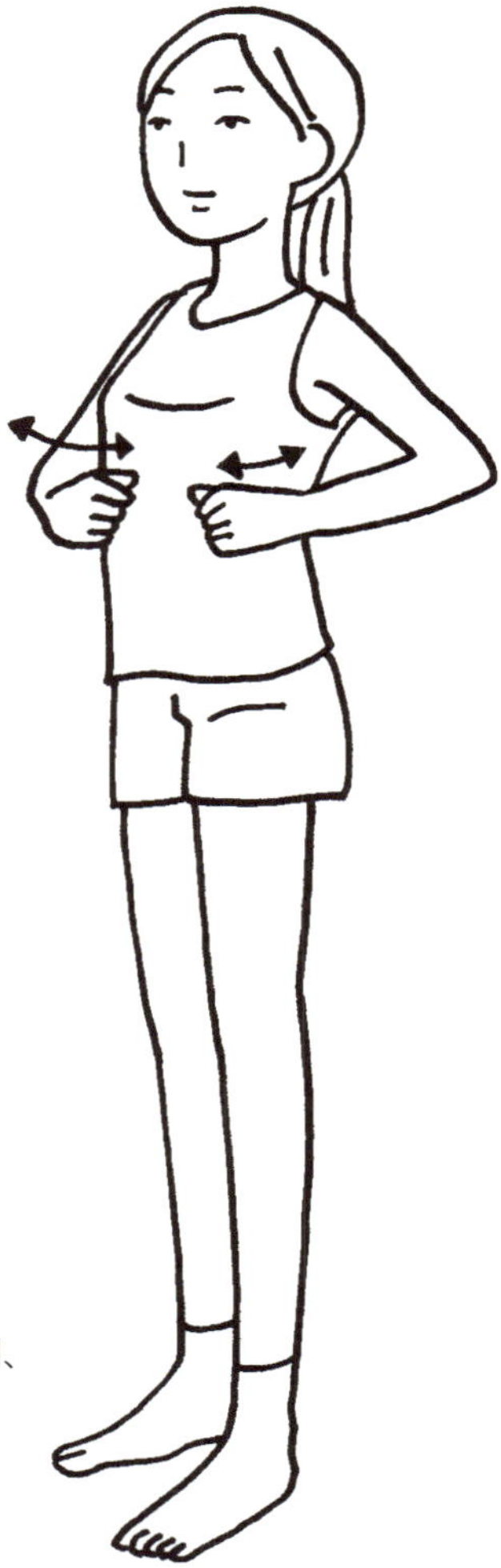

① 胸を少し前に出して、
背骨をしっかりのばして立ちます。
② 両手でグーをつくり、
みぞおちからスタートして、
肋骨全体を左右に大きく
ごし、ごし、ごし、ごしと 30 秒間、
こすっていきます。

この体操を1日3回行います。両手を握りグーにして、手の甲とは反対側でこすりますが、親指が当たる形でも、親指以外の4本の指が当たる形でもかまいません。一カ所をグリグリ押すのではなく、左右に大きく「こする」ようにするのがポイントです。胸を張って行うことでより効果を増します。

テレビを見ながら、家事の合間でも簡単にできる「腕たたき」と「肋骨ごしごし体操」で、骨ホルモンを出し、免疫力を高めましょう。

糖尿病発症を抑える朝食習慣

血糖値の上昇を繰り返すことによって発症する糖尿病。腎症や網膜症、神経障害などの合併症を起こすだけでなく、脳卒中や心筋梗塞、さらにはがんや認知症などあらゆる病気の発症リスクを高めます。

血糖値を上げないようにするためには、すい臓から分泌されるインスリンの働きが不可欠です。ところが、交感神経の働きが強くなりすぎると、インスリンの分泌が抑えられ、血糖値が上がってしまうのです。

また、糖尿病の予防には運動が効果的です。運動によって刺激された筋肉から「マイオカイン」というホルモンが分泌されます。このマイオカインには、血中の血糖値を下げる作用があるのです。

効果的に筋肉を鍛えてマイオカインの分泌を増やすのが、P64の「最強のグーパースクワット」です。この体操によって血流が改善。サラサラした血液が全身を巡り、自律神経のバランスを整える効果もあります。

日本人が糖尿病になる原因の半数以上は、血糖値が高い状態が続くことによるダメージで、インスリンが分泌されなくなることが原因です。

そのため、普段から、血糖値を上昇させない生活習慣を続けることが大事です。カギを握るのが朝食です。

4人にひとり。これは、20代女性で朝食を抜いている人の割合です。この厚生労働省の調査では、40〜60歳の女性では7〜8人にひとりが朝ごはんを食べていないようです。

イスラエル・テルアビブ大学の研究チームが、平均年齢57歳の男女22人に対して「朝食あり」と「朝食抜き」で、血糖値の上昇やインスリンの分泌量などがどのように変化するかを調査しました。

その結果「朝食あり」の場合、その日の昼食後に調べると血糖値192㎎／dℓだったのに対して「朝食抜き」は268㎎／dℓに。夕食後も「朝食あり」が235㎎／dℓなのに対して「朝食抜き」だと294㎎／dℓまで血糖値が上昇しました。

また、インスリンの分泌量も「朝食抜き」では、昼、夕の食事では低下していることが明らかになりました。

つまり朝食をとることで、一日、血糖値の上昇が抑えられるのです。

朝食のメニューはどんなものでもかまいません。私もバナナしか食べないという日もあります。

血糖値を気にしている人は、朝のメニューに減塩の梅干しを加えてください。

梅に含まれている「オレアノール酸」には、体内で血糖値を上げる酵素の働きを阻害する効果があります

冷え性解消は口をすぼめて

冷え性は万病の元といわれ、風邪をひいたり、疲れやすくなったり、さまざまな不調を呼び起こします。自律神経のバランスを整えて、根本的に解消することが重要です。

グーパーで、副交感神経の働きを高め、自律神経のバランスを整えるとともに、末梢の血流も回復させます。手や足をリズムよく動かすことで、ポンプ機能が働いて、全身の血液が流れだします。冷え性の原因の一つである、末梢の血流の悪化を解決します。

冷え性で悩んでいる方の多くは、交感神経が過剰に働いているという実験データがあります。そうなると、血液が全身くまなく流れずに、筋肉もこわばってしまいます。また自律神経の乱れにより、体温を調節する機能が鈍くなり、手足の冷えを招くのです。

グーパー体操にプラスするものとして、「１対２」の呼吸法がおすすめです。たとえばゆっくり5秒かけて吸ったら、さらにゆっくり、10秒かけて吐いてください。

その際、口をすぼめて吐くと、負荷がかかり、呼吸筋が鍛えられます。代謝がアップし、冷え性解消にも役立つので、ぜひ毎日の習慣にしてください。

運動中の笑顔が老化現象を抑える

肌が荒れたり、疲れやすくなったり。髪がパサついたり、太りやすくなる……。

誰でも年を重ねていくと老化現象が現れます。


この老化現象は、細胞内のミトコンドリアの減少と質の低下によるものです。

老化現象を抑えるのに効果的なのが、筋肉をしっかり動かすことです。そうすると、ミトコンドリアの栄養源である乳酸が出てきます。

筋力アップにより、ミトコンドリアが増えると、疲れにくくなり、肌にハリと潤いをもたらし、代謝をよくするのです。

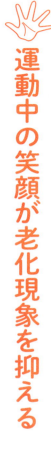

自律神経を整えながら、筋力をつけて、ミトコンドリアを増やす効果的な方法は、P43「グーパーウオーキング階段昇降」です。
それに加えて、とても大事なことは笑顔です。
実は、表情ひとつで、自律神経のバランスが整うこともあれば、乱れたりすることもあるのです。

つらい運動をすると、顔をしかめてしまうことがあります。眉間にシワを寄せたり、奥歯をかみしめたり――そんな表情をしていると、交感神経が活発になり、血流も悪化。細胞、血管へダメージを与え、老化にまで影響を及ぼしてしまうのです。

表情を変えるだけでも、血の巡りが改善し、自律神経が整います。自律神経が整うことで副交感神経が優位に働きだすのです。

私は、階段を上ったり下りたりしなければいけないとき、
「これは無料のトレーニングジムだ」
と思いながら、喜び勇んで、笑顔で階段に向かいます。

とくに笑うような気分でないときでも、作り笑いでも、副交感神経の働きが高まります。脳の神経細胞はだまされやすい性質があり、顔の表情がゆるむだけで、自律神経のバランスを整えてくれるのです。

グーパーしながらの階段の上り下りも、口角を上げてやることが重要です。

日常生活で便秘を解消する方法⑦

グーパーを習慣にすることは便秘にも有効です。

手のひらには「魚際《ぎょさい》」（親指の付け根の盛り上がった部分）や「合谷《ごうこく》」（親指と人さし指の間のくぼみ）など、腸の機能をアップさせるツボが多くあります（P115参照）。しっかり握ったときに、ツボが刺激され、腸の動きを活発にします。


さらにおすすめは、P48の「トイレひねりグーパー体操」です。上半身を大きくひねることで、脇腹がしっかりのびます。それに伴い、腸も大きくひねることができるので、腸のリズミカルなぜん動運動を促します。

私が'95年に順天堂大学の医学部附属順天堂医院で開設した「便秘外来」には、1日に120人ほどの患者さんが来ます。初めて診察を受けられる人のなかには、私が積極的に下剤を出さないことに戸惑いを隠さない人もいます。

下剤をいくら服用しても、根本的に便秘を治すことはできません。

腸の活動を活発にするためには、次のような日々の小さな積み重ねがとても重要です。

- 腸を動かして排便をスムーズにする食物繊維をとる
- 腸内環境を整える発酵食品を食べる
- 1日1～2ℓの水を小まめに飲む
- 質のよい睡眠をとる
- 深い呼吸を意識する
- 毎日、朝食をとる
- ストレスをためない

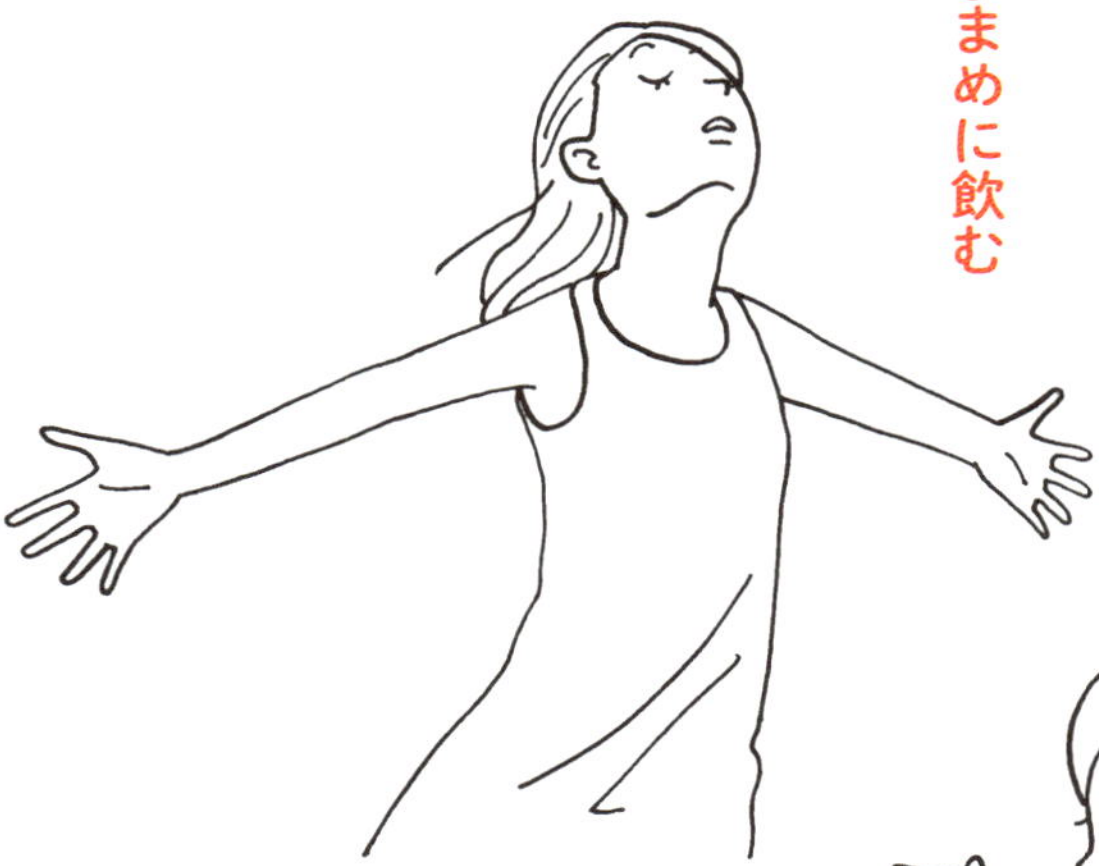

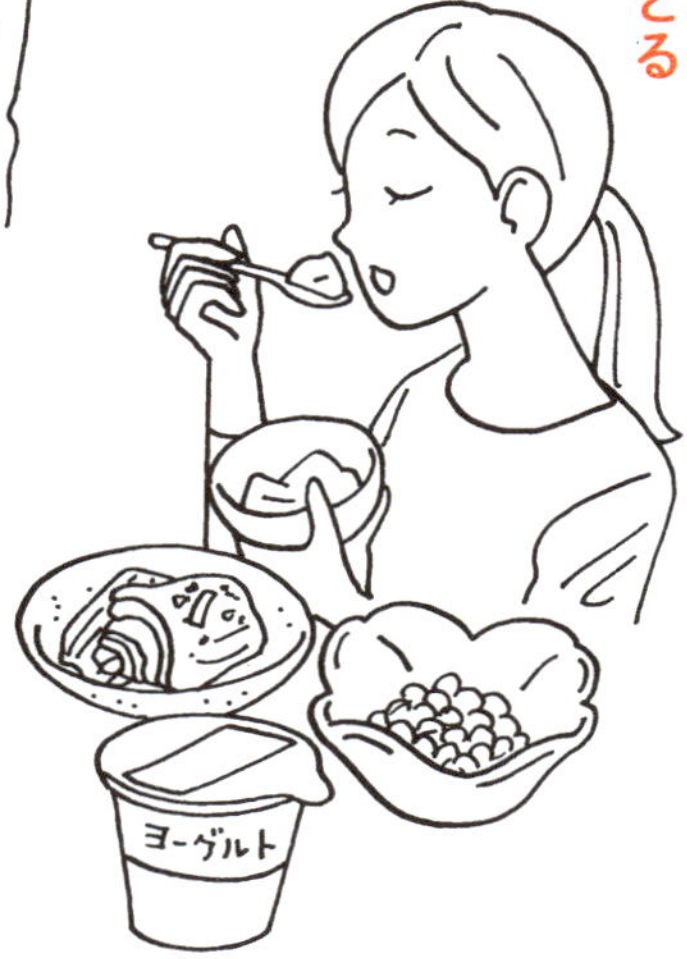

これらは、腸のぜん動運動がスムーズに行われるために欠かせない生活習慣の一部です。
日常生活のなかで、グーパー体操とあわせて取り組んでください。

海藻で「ヤセ菌」を増やしてダイエット

肥満の人に共通しているのが、血流が滞っていることです。血流が悪くなることで、エネルギーの代謝量が落ちることが深く関係してきます。

肥満の人には腸内環境が悪化しているという特徴があります。P66の「さかさ自転車こぎグーパー」は、腸をしっかり刺激し、腸内細菌のバランスを整えて腸をいい環境に保つ効果があります。

腸内細菌には、食欲を抑える「ヤセ菌」もあれば、満腹感を感じなくさせたりする「デブ菌」も。ヤセ菌の代表は「酪酸産生菌」です。脂肪の蓄積をブロックする性質を持っています。

この酪酸産生菌を増やすには、エサとなる食物をとることです。この菌はとくに海藻や果物、コンニャクなどに含まれる水溶性食物繊維が〝大好物〟です。

また、酪酸産生菌は、ごはんやふかしたジャガイモなどを冷やしたときにできる難消化性（消化されないで大腸まで届く）デンプンも大好きです。

肥満予防には、血流の改善と腸内環境を整えて「ヤセ菌」を増やすことがポイントです。

更年期障害を解消する「3分間の集中呼吸法」

今まで気にならなかったことにイライラする……。不摂生していないのに、肌荒れが気になる……。無理していないのに、疲れが取れない……。

閉経後に女性ホルモン「エストロゲン」の分泌量が減ることで起こる更年期の不調。50歳以上の女性で、めまいや頭痛、動悸や耳鳴りといった不定愁訴に悩まされている人も少なくありません。

加齢によってホルモンのバランスが崩れることで起きる、更年期の不調は避けられない――と、対策をあきらめていませんか。

グーパー体操と呼吸を組み合わせたP44の「グーパー呼吸」を行えば、自律神経のバランスが整い、血流がよくなります。ホルモンバランスの崩れも最小限に抑えられます。

ほかにも更年期障害による不調を抑える方法があります。

「マインドフルネスがイライラやうつ症状、不安といった更年期症状の軽減に関係する結果が示された」という、アメリカの名門総合病院「メイヨークリニック」の研究チームによるレポートがあります。

マインドフルネスとは、雑念をなくして、心の乱れがなくなる状態のこと。グーグルやアップルなど世界的な企業がその状態をつくるための手段として、瞑想を社員研修で取り入れています。

マインドフルネスというと難しいことをしなければいけない、と思うかもしれません。でも、小林流なら簡単です。次の呼吸法によって心と体をリセットするだけでいいのです。

グーパーのあとにやるとより効果的でしょう。

「3分間の集中呼吸法」

①椅子に座り、背筋をのばして胸を張る。目を閉じて、鼻と口以外の顔全体を両手のひらで覆う。

②おなかを意識しながら、4秒間、鼻から息を吸い込み、8秒間口から息を吐く。これを10回行う。

不調を感じたら、呼吸によって心と体のリセットをしましょう。

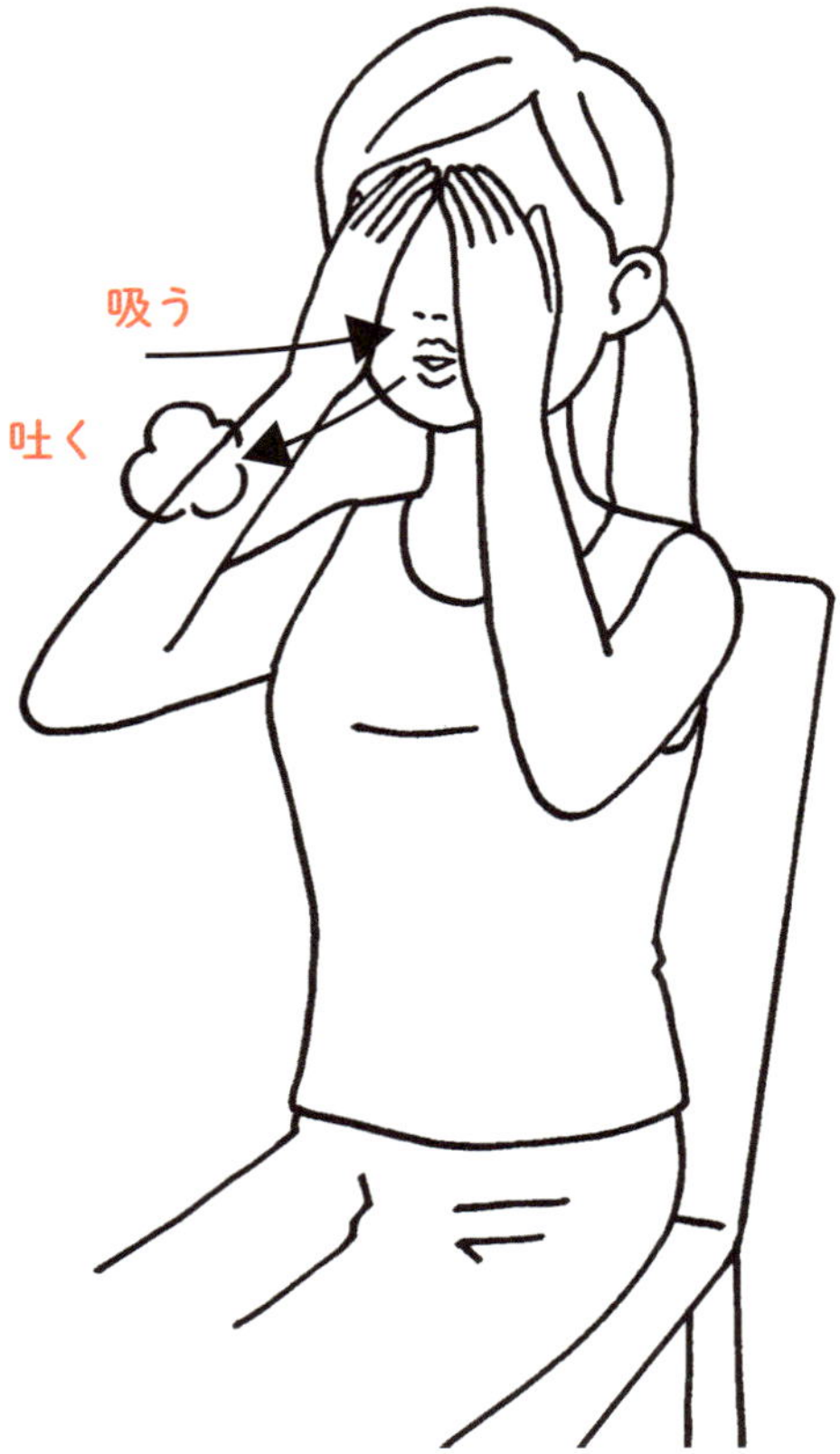

骨粗しょう症予防に「コラーゲンレシピ」

年齢を重ねることで、女性ホルモンの分泌が減ってきます。それとともに、体はどんどん変化していきます。とくに、骨は知らないうちに弱くなっています。

特別な症状がなく、骨折して初めて気がつくことが多い「骨粗しょう症」は、国内に１５００万人の患者がいるといわれ、その８割は女性です。

命に関わる病気のリスクを上げたり、転倒して骨折したりすると寝たきりになる可能性が高い「骨粗しょう症」。女性ホルモンの分泌量が減少する40歳以上から、予防ケアが必要です。

ぜひやってもらいたいのが、Ｐ43の「グーパーウオーキング階段昇降」です。

平地を歩くときの約3倍の負荷がかかる階段の上り下りは、骨を強化する効果があります。階段を下りるときに着地した際に、足腰にかかる振動によって骨密度が高くなり、丈夫な骨を作ります。衝撃や振動によって、骨の「骨芽細胞」が活性化。カルシウムの吸収を促すのです。

近年、骨を強化するのにコラーゲンが欠かせないことが判明しました。コラーゲンは、骨の中に多く存在しています。とくに骨の中心部に多く存在していて、骨の強度に大きく関わっています。

そんなコラーゲンは、年齢とともに失われていきます。そこでコラーゲンを効果的に摂取できるレシピを紹介します。

「手羽元のパプリカ煮」

●材料（4人分）

手羽元…600g、玉ねぎ…50g、パプリカ…3個、白ワイン…80㎖、パプリカパウダー…適量、塩・こしょう…各適量、小麦粉…適量、白髪ネギ…適量、小ねぎ…適量

●作り方

❶手羽元に小麦粉をまぶして、表面全体をフライパンで軽く焼く。

❷薄切りした玉ねぎ、パプリカに塩・こしょうを振り、

オリーブオイル（分量外）を入れた鍋で炒め、白ワインを注ぐ。
❸②にパプリカパウダー、塩・こしょうを振り①を加え15分程度、煮込む。
❹③をお皿に盛り、白髪ねぎ、小口切りした小ねぎを飾る。

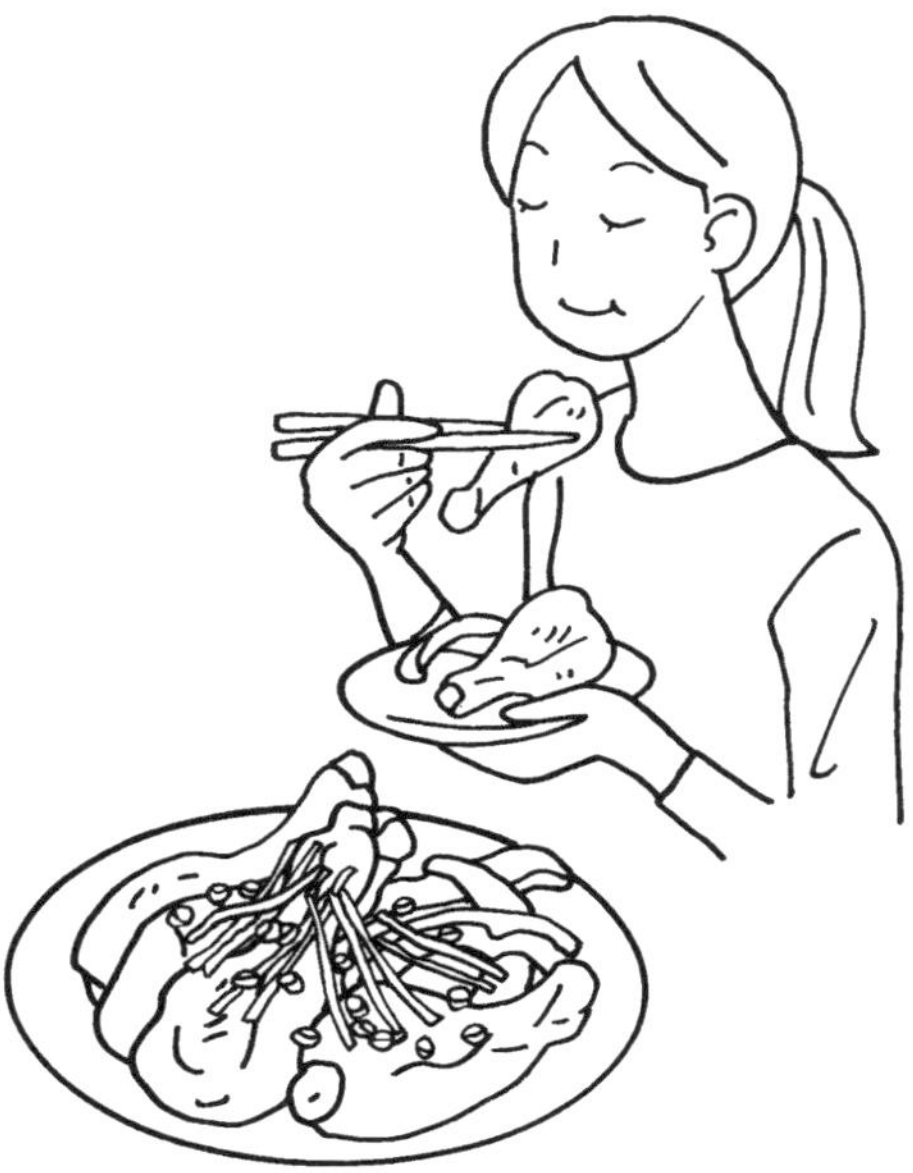

手羽元にはコラーゲンが豊富に含まれていますが、その吸収にはビタミンCが必要です。ビタミンCが豊富なパプリカとの組み合わせは、コラーゲンを取り入れる理想的な組み合わせです。

首こりを解消する2つの姿勢

首こりは、マッサージでは解消できません。カギを握るのは、血流改善と自律神経のバランスを整えることです。

長時間の家事やデスクワークで首こりがきつくなったら、その場でグーパーが効果的です。両手を大きく開いたり閉じたりすることで、副交感神経の働きがアップし、血流が改善します。とくにＰ62の「首回しグーパー体操」をすることで、新鮮な酸素や栄養がこり固まった首の筋肉に流れ込みます。同時に、筋肉を硬直させていた疲労物質を回収。こりの改善とともに、筋肉に本来の柔軟性が戻ってくるのです。

さらに日常生活で意識してほしいのが正しい姿勢です。

家事の合間やデスクワークでも、ふと気がついたときに、正しい姿勢になっているかどうかを確認してほしいのです。

その確認ポイントを紹介します。

立ち姿のチェックポイント

□首から頭頂部のラインが、地面から垂直の直線上にのびるようにして立つ
□横から見て耳、肩、骨盤、くるぶしが一直線上にある
□足の5本の指に力が入っている
□かかとにしっかり重心がのっている

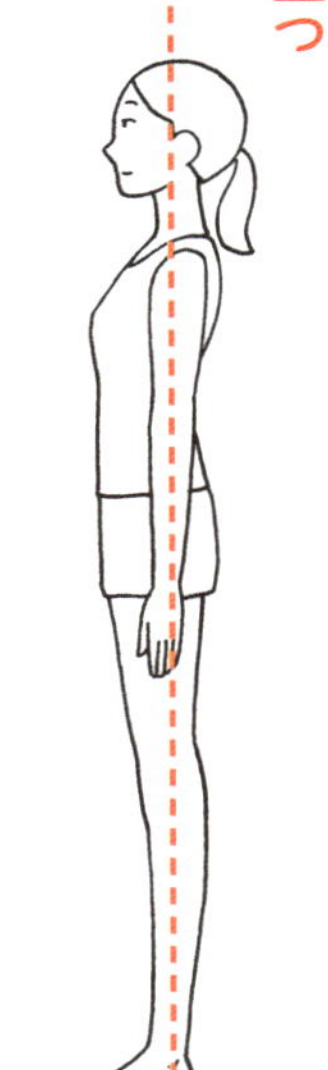

イメージとしては、上から糸で吊り下げられているような感じで、頭をできるだけ上にのばすこと。腰が前に出すぎたり、後ろにそりすぎたりしていないかもチェックします。それだけでも骨盤が正しい位置になるはずです。また、足の指に力が入っていることも重要なポイント。大地をつかむようにしっかり立つようにしましょう。

デスクワーク時など座っているときのチェックポイント

□あごを上げず、引く

□腰の下部分を、椅子の座る面と垂直に立てて、
お尻を背もたれの下部につける
□お尻の穴が真下に向いている
□両足が地面についている

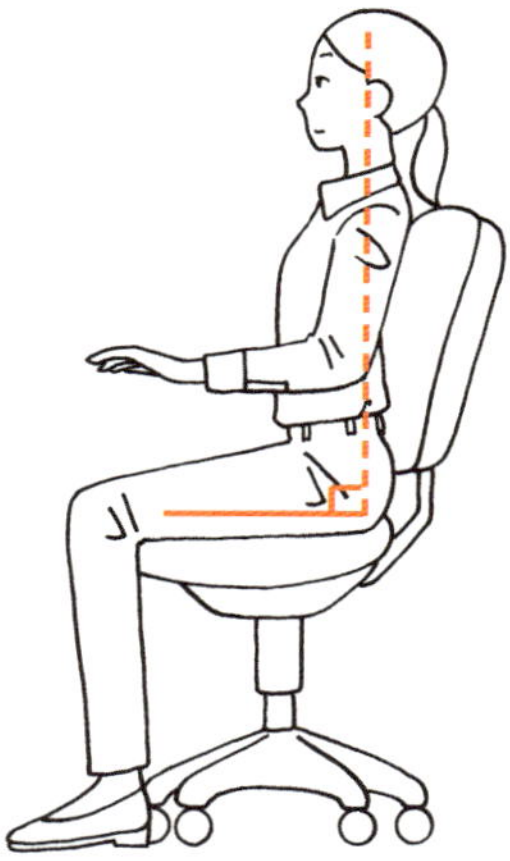

座った姿勢では、頭はまっすぐ上にして、できるだけ首を長くして座ることがポイントです。

姿勢を正しくすることで、自律神経が整い、血流が改善します。また肺が大きく広がり、深い呼吸ができるようになります。しっかりした呼吸ができることで、幸せホルモンと呼ばれる神経伝達物質「セロトニン」が活性化。心のバランスを整えるセロトニンの作用により、沈みがちな気分や疲労なども和らげてくれるのです。

とはいえ、椅子に座って行なうデスクワークは、確実に血流に悪影響を及ぼします。30分に1度は、立ち上がって、ストレッチや階段の上り下りをしてください。

腱しょう炎を軽くする「タッピングセラピー」

指や手首がこわばり、物をつかもうとすると痛みが走る腱しょう炎は、かつてはピアニストや文字を書く仕事など、普段、手や指を使う人にみられた職業病でした。

最近は、スマホやパソコンを使用することで、職業や年齢など関係なく、手首の腱しょう炎を起こす人が増えています。

そんな腱しょう炎の予防に効果的なのが、Ｐ58の「アイシンググーパー」です。

腱しょう炎は、手首から腕にかけての血流の悪化によって起こります。

更年期になると、腱しょう炎に悩まされる女性が多くなるのは、ホルモンのバランスが崩れることで血流が悪くなることが要因のひとつです。

腱しょう炎を軽くするには、手首を「タッピング」することも効果的です。

タッピングというのは、心身をゆるめ、自分を癒すことができるエクササイズです。ベトナム戦争の際、アメリカ兵のＰＴＳＤ（心的外傷後ストレス障害）の治療にも使われた効果の高いセラピーです。

●手の甲側の手首から指3本分、ひじに向かったあたりを、もう一方の手の指（人さし指、中指、薬指）で軽くリズミカルに30秒ほどたたきます。反対側の腕も同じように行ってください。

触れているかいないかくらいの軽いタッチが理想です。手の甲あたりまで範囲を広げて、気持ちいいと思えるところを集中的にタッピングしてもいいでしょう。

実は、手の甲から手首の上あたりには、副交感神経をアップさせるツボがあるのです。腕の疲れだけでなく、心を落ち着かせてリラックスをもたらす効果もあるのです。

1分間のイメトレで自律神経を安定させる

朝、診察や会議に向かうため玄関を出る前に、私は1分間ほど目を閉じて、今日やることや、忘れ物がないかをイメージします。実は、忘れ物があったり外出の準備ができていなかったりすると、たちまち自律神経のバランスが崩れます。その結果、一日中、精神的にも不安定になり、ミスを招くのです。

私が実践している1分間のイメージトレーニングのポイントは、

・椅子に座って背筋をのばす。
・両手の力を抜き、太ももに置き、静かに目を閉じる。
・深い呼吸を心がけながら、忘れ物がないか、当日のスケジュールや会う患者さんを思い描いていく。

この1分間のイメージトレーニングをすることで、自律神経の乱れがなくなるのです。

第5章

死ぬまでボケない生活は「手のひら」から

グーパーが刺激する

手から体の健康サインが出ている

人さし指の爪を、もう片方の手で強くつまんでください。

3~5秒ほど圧迫したあとに、つまんだ指をパッと離して爪の色を確認してみてください。

すぐに元の色に戻れば、毛細血管がしっかり指先まで届いている証拠。つまり全身の毛細血管が健康であることを表しています。

血流は私たちの体にとって大切なものであることは、ここまで何度も書いてきました。

それでも、太い血管の血流がよければ、毛細血管が少々流れが滞っても、大きなダメージにはならないと思っている人が少なくありません。

しかし、毛細血管は、大きな血管を構成している細胞に栄養を提供しています。太い血管が弾力のある若々しい状態を保つためには、毛細血管の血流がもっとも大事なのです。

毛細血管の状態は、臓器にも影響を及ぼします。体内の水分や塩分を調整する腎臓は、毛細血管の集まりです。

毛細血管の健康状態が悪くなると、血液中の塩分や水分のバランスが悪化し、高血圧を招くことも。それが血管を傷めつけ、脳卒中や心筋梗塞など重い病気を招くのです。

そんな毛細血管が集まっているのが手のひらなのです。

グーパーするだけで、手に集まっている毛細血管を刺激するマッサージ効果があり、血管の若返り効果があります。

健康は手のひらから始まります。さらに、次から述べるように、体の健康サインが現れる場所でもあります。

手は臓器とつながっている

手は全身の縮図といわれています。

血流が悪い手は白っぽくなります。かなり健康状態が悪くなってからのことですが、肝臓が悪くなると手は黄色くなります。

なぜ、手のひらで、さまざまな健康状態がわかるのでしょうか？　それは、手はさまざまな内臓とつながっているからです。

東洋医学では、人間の体には「気」という生命エネルギーが流れていると考えられています。「気」の出入口にあるのがツボで、そこを押したり揉んだりすることが、古くから病気の予防として使われてきました。

ツボは、ＷＨＯ（世界保健機関）でも認定されていて、全身には３６１カ所あると考えられています。手には、臓器とつながりのあるツボがたくさんあります。

●手のひらのくぼんだところにある「労宮」は食欲不振や吐き気を抑える。

●握ったときに中指があたる「手心」は血流を促し、血圧の上昇を抑える。
●親指の付け根の盛り上がりにある「魚際」は風邪の症状やのどの痛みを抑える。
●中指の第一関節にある「心穴」は、イライラを抑える。心臓の機能をよくする。
●手首内側の横じわ中央から指3本分、ひじ寄りにある「内関」はストレスを和らげる。
●親指と人さし指の付け根の「合谷」は、腸の働きをよくする。

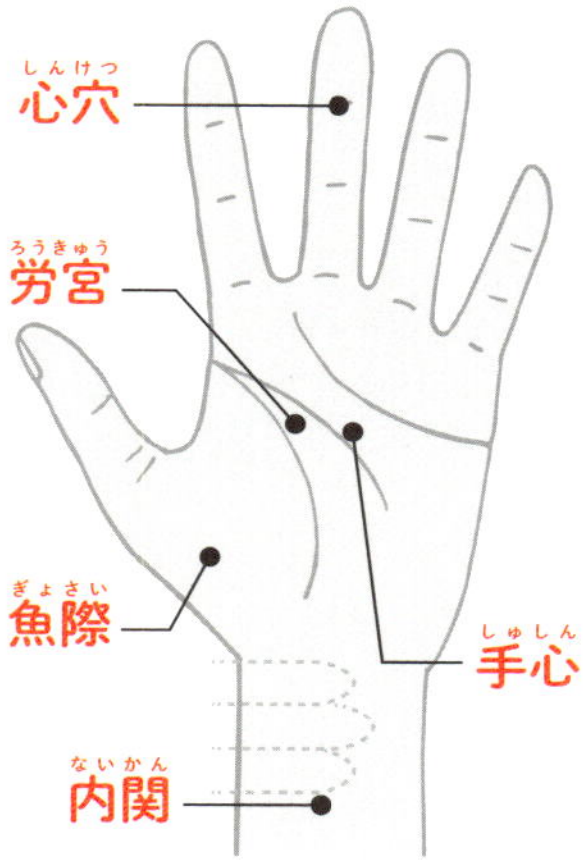

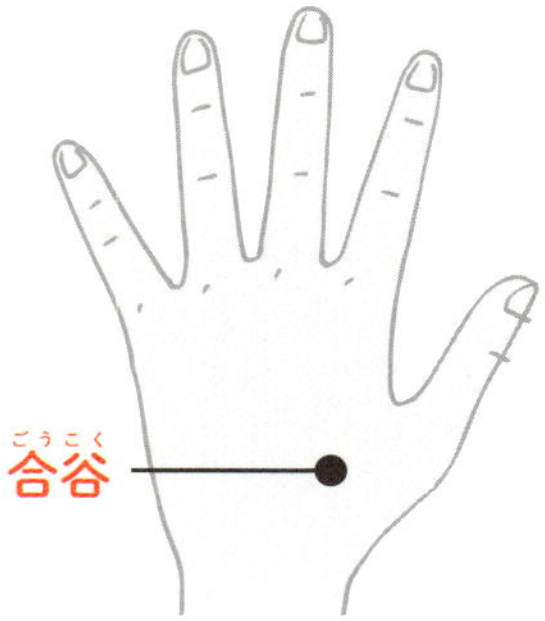

グーをすることで、手のさまざまなツボが刺激されます。
しっかり握ったり、軽く握ったりして強弱をつけるのもポイント。握ったときの指の位置をそのときどきで変えてみてもいいでしょう。手にあるさまざまなツボをまんべんなく押すと効果があります。

手は脳ともつながっている

手を使えば、脳の1千億個以上ある神経細胞を刺激し衰えを防ぎます。最新の研究によると「握る」「つまむ」といった手の動きが、脳の血流を増やし、神経細胞を活性化させるようです。

ただし、何も考えずに「握る」「つまむ」をしても、脳の活性化は期待できません。しっかり意識して、握ったり、つまんだりする動作をすることが大事です。グーパー体操も全身に血を巡らせることをしっかり意識しながら行うと、より効果的になるのです。

脳で分泌される「ホルモン」は、近年、研究が進み、さまざまな効果がわかっています。なかでも神経伝達物質であるホルモンは、脳の活性化を促します。

オキシトシン

「愛情ホルモン」「幸せホルモン」などと呼ばれ、脳内では、ストレスから脳を守ったり自律神経を整えたりする働きがあります。男女間、家族、友人、ペットなどとのスキンシップにより分泌が増えます。興味深いのが、マッサージを受けることでも分泌が増えますが、マッサージを施す人にも、オキシトシンの分泌が増加することです。

セロトニン

「覚醒ホルモン」とも呼ばれ、記憶力や感情に関係します。脳内で幸福感を生み、楽観的な明るい気分をつくり出します。不足すると悲しみや失望感、不安感が強くなります。一定のリズムを刻む運動や、朝起きてから太陽の光を浴びることで分泌が増えます。腸内環境とも深く関係しているとも考えられています。

ドーパミン

「意欲がわくホルモン」と言われ、前向きに生きるエネルギーを与え、集中力、生産性をアップさせるホルモンです。達成感があったりワクワクしたとき、運動したり、おいしいものを食べたりしたときに大量に分泌されます。

グーパー体操をすることで、これらのホルモンの分泌を促すことができます。

夜の発酵食品で動脈硬化予防

　腸内環境が悪くなると、血流がとどこおり血管が衰え、脳卒中や心筋梗塞の引き金となる動脈硬化を引き起こします。腸内環境を整えるため、納豆やヨーグルト、漬物などの発酵食品を朝食のメニューに加えている人は少なくありません。しかし、血管を若返らせるためには、発酵食品は夕食にとったほうが効果的です。夕方から夜にかけては、副交感神経の働きが高くなり、腸のぜん動運動も活発になります。そのタイミングで発酵食品を食べることで、腸内環境が整うとともに、消化・吸収がスムーズになり、血流も改善。血管が若返るのです。

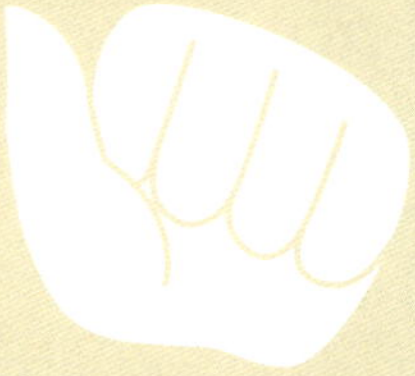

あとがき

手を動かすことを忘れていませんか？

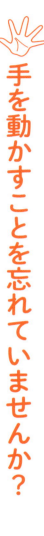

体幹を鍛える、下半身の筋力を保つ……健康を維持するために、重要視される運動がいくつかありますが、私たちは重要なことをひとつ見落としていたかもしれません。それは、手を動かすことです。

手仕事、手業《てわざ》、手あそびなどという言葉があるように、以前、手は重要な器官として扱われていました。

案外、私たちは、手の大切さを忘れているのかもしれません。

たとえば、手は脳と密接な関わりがあります。
手と神経でつながっている脳の部分は、創造性をつかさどる前頭葉をはじめ、大脳の3分の1を占めます。足やほかの臓器と比べても、手は脳と深く関係しています。
そのために「手は第二の脳」といわれているのです。

認知症の予防では、足腰が大事とよく言われます。

たしかに、足腰が衰えることで、転倒・骨折のリスクが高くなります。その結果、寝たきりになり、脳の認知機能が低下するからです。

私は、そんな足腰以上に、認知症の予防には手が大事だと考えています。


認知症にならないためには、五感が大事だといわれます。

物を触って感じたりするだけでなく、手は温度を感じ、痛みや圧力を感じ取ります。

目や耳、口、鼻と同じように、大事なセンサー器官なのです。

手で感じ取られたさまざまな情報によって、脳は活性化するのです。


「ラクに、簡単にできて、健康に効果的な運動はないか……」

医師として私は、このことをずっと考え続けてきました。

私は、実は自ら進んで運動するタイプではありませんでした。

だからこそ、気軽で効果的な運動はなにか、そういうところに発想がいくのです。

どこかに行ってやる運動でもない。誰かと集まってやるスポーツでもない。

気がついたときに、すぐにその場で行える健康法はないだろうか――。

そこでたどり着いたのがグーパー体操なのです。


手を大きく開いたり、しっかり閉じたりする――。

この動きをするだけで、指先まで巡る毛細血管、27個ある手の骨、筋肉、さらには末梢神経が連動して働きます。

この血管、骨、筋肉、神経がしっかり機能することで、人は健康で生きることができるのです。グーパーは、これらの機能を保持するために最適な運動なのです。


私は健康に対する意識を高めることが大事だと、皆さんに伝えてきました。

ところが、厚生労働省の調査によると、1年以上にわたり1回30分超の運動を週2回以上している「運動習慣のある人」は、女性で28・6%、男性で35・9%。

しかも、この10年間でまったく増えていないのです。

グーパー体操は、健康に対する意識を無理に高めなくてもできます。

体調が悪いとき、忙しくて時間がないとき、相手がいないときでも、いつでもどこでも、やりたいときに、やりたいだけできる——。

そんなグーパー体操をぜひ、あなたの新しい習慣に加えてください。

参考文献

・『いきいき脳のつくり方』（古賀良彦著　技術評論社）
・『脳と心の神秘』（ワイルダー・グレイヴス・ペンフィールド著　法政大学出版局）
・『手の治癒力』（山口創著　草思社）
・『簡単 手のひら健康法』（足利仁著　カクワークス社）
・『ニューヨーク医大教授の「手の刺激」健康・長寿術』（大村恵昭著　マキノ出版）
・『ニューズウィーク日本版特別編集 最新版アルツハイマー入門』
・『血液・血管が詰まらない切れない最強セルフケア』（マキノ出版）
・『1分もむだけ！　中指もみ101の症状に効く処方箋』（わかさ出版）
・『JAMA Network Open』（２０１９年4月19日オンライン版）
・『梅干し力』（宇都宮 洋才監修　主婦の友社）
・『疲れたら動け！』（小林弘幸著　クロスメディアパブリッシング）
・『医者が考案した「長生きみそ汁」』（小林弘幸著　アスコム）
・『自律神経を整える「1日30秒」トレーニング　人生が楽になるセル・エクササイズ』（小林弘幸著　イーストプレス）
・『「怒らない体」のつくり方』（小林弘幸著　祥伝社）
・『病に好かれる人　病に嫌われる人』（小林弘幸著　講談社）
・An essential role of the intraparietal sulcus in response inhibition predicted by parcellation-based network.
・Development of the innovative finger exercise learning method to increase of brain blood flow among elderly people. (Yoshito Momose, Masaki Moriyama)
・Valls-Pedret C, et al. JAMA Intern Med. 2015 ;175:1094-1103.
・Association of mindfulness and stress with menopausal symptoms in midlife women. (Climacteric. 2019 Aug;22(4):377-382. doi: 10.1080/13697137.2018.1551344. Epub 2019 Jan 17.)

装丁・本文デザイン
白石良一、丸山太央
（白石デザイン・オフィス）
本文構成　山内太
撮影　水野竜也
イラスト　まるはま
モデル　佐野香織（ステージ）

著者略歴

小林弘幸　順天堂大学医学部教授

こばやしひろゆき　1960年、埼玉県生まれ。順天堂大学医学部教授。日本体育協会公認スポーツドクター。スポーツ庁参与。東京都医師会理事。自律神経研究の第一人者としてプロスポーツ選手、アーティスト、文化人のパフォーマンス向上指導に関わる。順天堂大学に日本初の便秘外来を開設した〝腸のスペシャリスト〟でもある。著書に『「流せる人」は人生もうまくいく』（光文社）、『死ぬまで歩くにはスクワットだけすればいい』（幻冬舎）、『医者が考案した「長生きみそ汁」』（アスコム）などベストセラー多数。

寝《ね》たきりでもできる！
死《し》ぬまでボケない小林式《こばやしき》グーパー体操《たいそう》

２０１９年11月30日　初版第一刷発行
２０１９年12月10日　　第二刷発行

著　者　小林弘幸
発行者　内野成礼
発行所　株式会社 光文社
〒一一二-八〇一一　東京都文京区音羽一-一六-六
電話　編集部 〇三-五三九五-八二四〇
書籍販売部 〇三-五三九五-八一一二
業務部 〇三-五三九五-八一二五

印刷・製本　大日本印刷株式会社

ISBN978-4-334-95127-6